「心の冷え」は3点足裏アーチで消える！

植屋浩幸
整体院　スリーバランス院長

みらいパブリッシング

はじめに　身体の痛みは、実は心のゆがみが原因

私は２０１０年、大阪府枚方市に整体院スリーバランスを開業して以来、整体師として２万人以上の人たちに接してきました。

「慢性的な腰痛に悩まされている……」

「スポーツで負担がかかりすぎて膝が痛い」

「歯ぐきが浮くくらい肩凝りがひどい……」

「手の指がしびれて動かせない」

さまざまな症状を持った人が毎日やって来ます。30分ほどの施術で症状が改善して、元気に帰って行かれることが多いのですが、２回、３回と施術を重ね、少しずつ回復する場合もあります。

施術は、通常1対1で向き合いますから、回を重ねるうちに患者さんが心を開いてくれて、いろいろな話をされるようになります。

「先生、私寂しいんです」

「何でうまくいかないんですか?」

そんなことを訴えられる人もいます。話を聞いているうちに、「あぁ原因はこれだな」と気づく瞬間があります。

身体の不調を訴えて来院されているけれど、その本当の原因は心にあるということが多いのに驚かされます。その身体の痛みは、実は、心のゆがみから来ているということです。

それは人間関係、とりわけ親に締め付けられ、認められることなく大人になった、職場で厳しい上司にパワハラまがいの仕打ちを受けている、部下が自分の思い通りに動かず、すべてがうまくいかない……等々、それぞれに悩み、いつしかストレスとして身体をも痛めているのです。

私は、整体院を開く前から、以前の家族が心の病に苦しんでいたことなどもあり、心の問題についての本を片っ端から読みあさり、4つのカウンセラー養成学校で学びました。

そして、日頃の施術やカウンセリングを通して、身体のゆがみは心の不調をもたらし、心のゆがみは身体の不調をもたらす……ということを強く実感しています。身体と心は不可分の関係にあって、決して離して考えることはできないのです。

そんな思いで日々の施術にあたるうち、ものごとを違った角度から見るという考え方を知り、今まで心の中でくすぶっていた問題も腑に落ち、自分の心だけでなく周囲の状況も大きく変化したのです。

今、生きづらくて悩んでいる人が、心も軽く明るく元気に幸せに生きられるようになれることを願って整体院スリーバランスを設立し、その考え方を広めようと活動しています。

この本が、読んでくださった方々の心身の本当の元気を取り戻すきっかけになれれば……と願ってやみません。

「心の冷え」は3点足裏アーチで消える！〈目次〉

第2章

心の構造――心はどのようにして作られているのか……43

第5章

「心の冷え」を取れば全てうまくいく……105

～心のゆがみが身体の不調を呼んでいる～

第6章

「身体のゆがみ」は足の裏が作っている……121

〜メガネがちゃんとおさまらないのは偏平足のせい！〜

第7章

序章

不安、劣等感、満たされない心

〜心の冷えの起因は親子関係にあり〜

身体の不調を訴えている患者さんの多くが、実は心の問題を抱えています。仕事や人間関係のストレス、とりわけ何をやってもうまくいかない、人から理解してもらえない、失敗しそうで自信が持てない……不安や不満がいっぱいで心が冷えきって固くなり、身体まで痛んできているのです。

「どうせ私なんか……」

「そんなの無理に決まっている……」

身体の施術をしている間に、こんな言葉をよく耳にします。心の冷えを少しでも改善できればといろいろな話をするのですが……。少しでもよくなってほしいとケアをしているのに、何だか治る自信も（が）ないと言われているようです。

この自信のなさは、どうやら親との関係が影響を与えていることに気づかされています。これまでに身体を診たり、カウンセリングをしたりしてきた人たちの多くが、同じような状況にあるのです。

今、心に不安を抱えているあなた。子どもの頃、自分の親のこんな会話を耳にした経験はありませんか。

「ウチの子は、お宅の○○ちゃんみたいに頭よくないし……」
「いえいえ、ウチの子はグズで、何やってもちゃんとできないんだから……」
「アンタなんか橋の下から拾ってきたんだから」

こんなふうに子どものことを言う親がたくさんいます。

日本人は謙虚ですから、自分の身内のことを人前でほめたり、よく言ったりするなどもってのほか。それで、こんな言い方になってしまいがちです。

でも、たとえ謙遜であったとしても、言われた本人にとってはショックです。とても傷つきます。よく「三つ子の魂百まで」と言いますが、特に小さいときには、いろんな感情が収まっている〝潜在意識〟がオープンになっていて、身近な人から言われたことがどんどんそこに叩き込まれます。そして、叩き込まれたことを「ああ、そうなんだ」と納得してしまいます。

子どもには親の謙遜など関係ありませんから、ネガティブな言葉を額面通りに受け取ります。それで「自分は必要がない子なんだ」「ダメな子って思われているんだ」などと、不安を覚えたり、劣等感を植え付けられたりします。

その蓄積が、心を冷やし感情表現を固くしてしまいます。親にとっては謙遜や激励のつもりでも、あるいは何気なく口にした言葉であっても、親の影響は計り知れないのです。

子どもが成長するにつれて、たくさんの人たち、いろいろな人間関係の中で、心ないことを言われたりすることも多くなります。それが、その子の人格形成に影響を及ぼして、心を冷やす原因になることもありますが、やはり最初の入り口は、親子関係にあります。

親の言葉によって不安や劣等感を植え付けられると、自己肯定感が下がります。「どうせ私なんか……」「どうせ無理に決まってる」自分は元々そういう人間なんだと思い込んでしまうのです。

でも、それは違います！　生まれてすぐ、「どうせ私なんか～」というやる気のない赤ちゃんなんていません。元々ではないのです。刷り込まれて思い込んでしまっているだけです。だから、もっと自信を持って（体と心の連動性を学んで）。本当の自分を見つけてみませんか。

今は、子どもたちはほめられて育つ時代、と言えるでしょう。その分、苦言を呈されると、へこんだり自信を失ったりしてしまいます。

その点、私たちが子どもの頃は、叩かれて叩かれてはい上がっていく、というようなところがありました。特に、ずっと野球をやっていた私は体育会系。ほとんど軍隊みたいな扱いを受けていましたから、少し打たれ強くなったかもしれません。

母親には、よく「情けない」と言われましたが、そのことで劣等感を植え付けられたことはなかったと思います。

朝起きてから子どもが学校に行くまでの間に、母親は「早くしなさい」というのを60回くらい言う、という話を聞いたことがあります。「早くご飯を食べなさい」「早く着替えなさい」早くああしなさい、こうしなさい……毎日毎日のことです。ふだんから「早くしなければ」と急き立てられる気持ちになったり、「……しなければならない」とプレッシャーを感じたりするのは、あまり好ましい状況とは思えません。

家庭環境はさまざまですが、基本的に子どもは親のことが好きです。親に嫌われたくないから、理不尽なことを言われたりしても、言うことを聞きます。でも、成長するにつれ「何か違うんじゃないの」というのに気づいて、離別していく子もいれば、それでもベターっと親についていく子もいます。

親に言われたことがきっかけで「どうせ私なんか……」と劣等感に苛まされ心を冷やしてしまう人がいますが、反骨心を持って自分で伸びていく人もいます。親からの刷り込みなどで問題を抱えているなら、ちょっと視点を変えて自分を見つめることで、冷えて固くなっている心を温めてあげましょう。

第1章

起きた出来事を違う角度から見る

～捉え方を変える、解釈を変えるということ～

〝正しい〟の反対も〝正しい〟

「先生、私の言ってること間違ってますか？」

整体やカウンセリングを受けに来られる人から、こう聞かれることがよくあります。

自分は一生懸命やっているのに。自分はこのやり方でここまで来たのに。こちらの言うことがわからず、成果を出せない部下が悪い――

うまくいっていないから相談しているはずなのに、自分は正しい。やり方を変えようがない。でも、どうしたらうまくいくのか……というのも、おかしな話じゃないでしょうか。

固定観念というものは、歳を重ねるごとに強くなりがちですが、特に、名のある会社に勤めていたり、大勢の部下を従えていたり、成果を収めてきたような人は自分の考え方ややり方を捨てられない傾向が顕著のようです。

これは、脳の「恒常性維持機能」が働くためです。

この機能は〝今〟の状態をキープする力のことで、自分を守ろうと働きます。ですから、悪い働きではないのですが、変化が嫌いです。新しい考え方が苦手で、これまでと変わらない考えを選択します。

自分が悪いと思っても、謝ったり考えを改めたりせずに我を通してしまうのは、この機能が強く働いているからなのです。

特に、小さい頃から親に「男は男らしく」「男のくせに」、あるいは「女らしく」「女だてらに」などと言われ続けていると、それが、まだオープンな潜在意識にどんどん叩き込まれ刷り込まれてしまいます。

中には、「何べん言ったらわかるの。しょうがない子」「ホントに情けない」などと刷り込まれてきてしまうこともあります。

よく「私の性格はこうなんだから……」「どうせ私には無理」と、初めから諦めている人がいますが、そんなことはありません。本当はそうじゃないのに、そう育てられてきてしまっただけなのです。生まれながらの性格などなく、そう刷り込まれているだけなのです。

今起きている問題や悩みは、「こういう性格」だから起きているわけではなく、原因や要因があるのです。

子どもの頃から刷り込まれてきた頑なな考えは、恒常性維持の働きに拍車をかけられ、トラブルに際しても、捉え方を変えることを難しくしています。

ここで、皆さんにお伝えしたいのです。それは、ほんの少し視点を変えてみるだけで、現象の捉え方が変わるということです。原因がわかれば、起こった出来事が、これまでとは違ったものに見えてくるのです。

施術や相談に来られる人の中にも、自分は正しいと頑なに思い込んでいる人がたくさんいます。自分は正しいのだから、相手は間違っていると……。そこで、ぶつかり合い、ケンカになったりします。

しかし、相手も正しいとしたらどうでしょう?

〝正しい〟の反対は、実は〝間違い〟ではありません。〝正しい〟の反対も〝正しい〟のです。

例えば、目の見えない人を4人連れてきて、動物の象に触ってもらったとします。それぞれが鼻や耳や脚や尻尾に触れても、人によって触った感覚は違います。細かったり、太かったり、薄かったり、ザラザラしていたり……。

その後、4人に「象ってどんな形だった?」と聞くと、皆が違うことを言います。誰かが言ったことに「いや、象はそんなじゃない」と反論する人もいるでしょう。

でも、誰も間違っていないのです。その人にとっての象は、それが正しいのです。正しいか、間違っているか……ではなく、正しいがいくつもあるのですね。それを認めることが、視点を変えることです。

〝間違う〟から、〝間〟の字を取れば、〝違う〟です。そう、正しさが違うだけ。4人いれば、正しいが4通りあってよいのです。

これまでと違う捉え方をすること。これが、捉え方を変える。解釈を変えるということで、あなたの人生は、ガラリと変わってきます。

お母さんに連れられてきたツッパリ息子

ある日、16~17歳のやんちゃな少年が、母親に連れられて、カウンセリングにやって来ました。

来院するには来院しましたが、「座って」と言っても座ろうとしない。

「ちゃんとあいさつくらいしなさい」と母親が言っても聞く耳を持たず……。「この子は、いつもこんな調子で、親のことなんか……」と、愚痴にも聞こえる相談を、延々と話し始めました。子どもの反抗がひどくて手を焼いているようでした。

「お母さん、この子と話したいので、ちょっと黙っててくれる？」と言っても、堰を切ったように言葉があふれてきます。

「お母さん、悪いけど帰って！　終わったら、この子、ちゃんと帰らせるから……」と言って、帰ってもらうと、少年はそれがうれしかったのか、口を開くようになりました。

ふたりで床に座り、あぐらをかいて彼の話をずっと聞いたのですが、こんなスタイルのカウンセリングを面白いと感じたのか、ツッパってはいるものの、少しずつ心を開いてくれたようでした。

そこで、「ここに3つ席があるとするよ。そこが、アンタの席、ここがお母さんの席、もうひとつがお父さんの席……。今オレがお母さんだと思って、アンタにいろいろ言うからね」ということで、さっきまで母親が言っていたようなことをいろいろ言うと、相変わらずうるさそうな様子でした。

「じゃあ、今度は逆にしよう。アンタがお母さん役やで」と立場を変えて、彼に母親が言っているようなことを言わせ、それに一つひとつ言い返していると、その子が顔色を変えた瞬間がありました。そこで、即座に彼に聞いてみたのです。

「今、わかったやろ?」「うーむ……」「絶対わかったやろ?」「……」と、素直に答えることはありませんでしたが、わかっているはずです。

「お母さんの言いたいのは、そういうことや」と確認し、「アンタの役でオレが文句を言い返したけれど、どう思った? 言わんでいいけど、お母さんはそう思っているワケや」と、念を押しました。

「そうやってお母さんのことわかってやらへんのは、カッコ悪くないか? アンタらは謝ったりするのがカッコ悪いと思ってるかもしれへんけどな」

母親は心配が怒りになり、息子は素直になれずに反発し……と、お互いの怒りがぶつかり合っていたわけですが、客観視することで簡単に修正が可能でした。

その後、彼は1~2回カウンセリングというより話しに来ていましたが、「何で、ここに1~2回来ただけで?」と、母親が驚くくらい落ち着いたようです。

やんちゃな子は、大人以上にナイーブで、ちゃんと理解できる子が多いものです。こうして、自分が相手の立場だったら……と考えてみると、いろいろなことが見えてくるのです。視点を変えてみるというのは、とても大切なことなのです。

このときは、心理学で行われる「エンプティ・チェア」という方法、すなわち3つの椅子を置いて、それぞれの席に座り、その立場になってみるという方法を使いました。少年、お母さんに、もうひとつ横で見ているお父さんや第三者の視点を加えると、さらに見えてくることがあるはずです。

これは、瞑想に通じるものです。瞑想は、自分の心の内を顕微鏡で見るようなものであり、またちょっと離れて双眼鏡で見たり、もっと離れて望遠鏡で見たり、自分の心と自分との距離感、相手との距離感などを動かして見ていくものかもしれません。これが、捉え方を変える。解釈を変える核になっていることでもあります。

感情のままに人生を生きない

私は30代のとき、メチャクチャな生き方をしていました。

30歳で会社を作りましたが、売上げは右肩上がり、6年目には3億円近くまで利益を出しました。そんなわけで、調子に乗っていたのでしょう。高級時計に高級外車、スーツは誂え、毎晩のように女性のたくさんいる店でお金を使っているような生活でした。気に入らないことがあれば、従業員をいつも怒鳴り散らしていましたし、それこそ感情むき出し、金、名誉、色、飽食……と欲望のままの日々でした。本当に生意気で、イヤな社長でしたよね。

ずっとそんなでしたから、いつしか、ひとりふたりと私の下から人が離れていきました。社会的には「アカン！」と烙印を押され、会社は倒産、経済的に破綻して自己破産、家庭は崩壊して離婚……何もかも失ってしまったのです。

それでも、母がいたおかげでホームレスにはならず、不思議と自暴自棄にもならずにすみました。ほとぼりがさめた頃、社会復帰に向けて再スタートを切ったのです。

感情のまま、本能のままに生きていた頃は、まだ捉え方を変える。解釈を変える方法など知るはずもなく、心や身体について勉強するどころか、考えたことすらありませんでした。

心について学ぶようになると、いろいろなことが腑に落ちるようになりました。

必要以上に欲を満たそうとするから、人とぶつかったり、トラブルが起きたりします。

人は一番強い欲望が妨げられると、怒りの感情が生まれます。

例えば、女性のいる店に行こうと思っていたのに、奥さんに強く止められたら、カッとなるかもしれません。それで、怒鳴ってしまって大ゲンカ……なんてこともあるでしょう。

この「怒り」の感情は、なりゆきで湧いてきたように見えますが、実は自分で選択しているのです。相手の感情や言動、態度が怒りの感情を引き起こしているのではなく、怒りという感情を自分が選んだのです。同じような状況にあっても、怒らない人もいるのですから。

生意気だった頃の私は、人に何かやってもらいたいと思っても、強硬にやらせることしか考えていませんでした。思い通りにならなければ、怒っていました。相手の状況を慮ったり、配慮したりすることはありませんでした。これでは、人は離れていきます。

怒りだけでなく、楽しい、うれしい、寂しい、悔しい、妬み、嫉み……多くの感情がありますが、それらは自分で選択できるものなのです。

もっとも、怒りの感情が起きてしまいがちな状況で、怒らないようにするのはそう容易なことではないでしょう。

でも、少し思考を変えてみると、怒りの感情を選ばずにすむことができます。例えば、「うわっ、オレこんなにカッカしちゃって」と、冷静に自分を観察してみてもよいでしょう。あるいは、「何で私はこんなに怒っているの？」と、そのメカニズムを考えてみるという方法もあります。

つまり、俯瞰（客観視）をすることで、自分をコントロールし、感情を選択することができるのです。この俯瞰（客観）的な見方こそ、起きた出来事を違う角度から見る捉え方を変える。解釈を変えることでもあるのです。

時間のベルトコンベアーは決して逆流しない〜東洋の時間論〜

メチャクチャな生活を送っていた私の30代。できることなら「ここはひとつ、なかったことに……」と、消してしまいたいことだらけです。

今になって、その頃を恥ずかしく感じていたとしても、当然のことながら、過ぎてしまった時間を取り戻すことはできません。取り戻して、他の時間と入れ替えることなどできないのはもちろん、消してしまうことも不可能です。

ただ、起こってしまった事実は変えられませんが、今の自分が変わることで、過去に起こったことの解釈は変えられます。

今の自分が元気で幸せであれば、「消してしまいたい恥ずかしいこと」も、「あのおかげで人間的に成長できた！」と、解釈することができるのです。

過去は取り戻せないけれど、その解釈を変えられる自分になること。これが大切です。忘れられない失敗や後悔の残る経験も、視点を変えることで、解釈を変えることができます。解釈を変えられる自分になれるようにチャレンジしていけばよいのです。

過去や他人を変えることはできません。でも、こうして〝今〟を変えれば、自分や未来を変えることはできます。

ところで、今とは一体何なのでしょうか？　それに、過去、未来とは？

〝今〟は過去の積み重ねによって作られるもの、と思っている人が多いと思いますが、東洋思想では違います。〝今〟の積み重ねが〝今〟になっているのです。

時間は過去から今、そして、今から未来へ向かうもの……一般的には、そう考えられています。ですから、過去のできごとや経験が今の自分を作っていて、これから先、

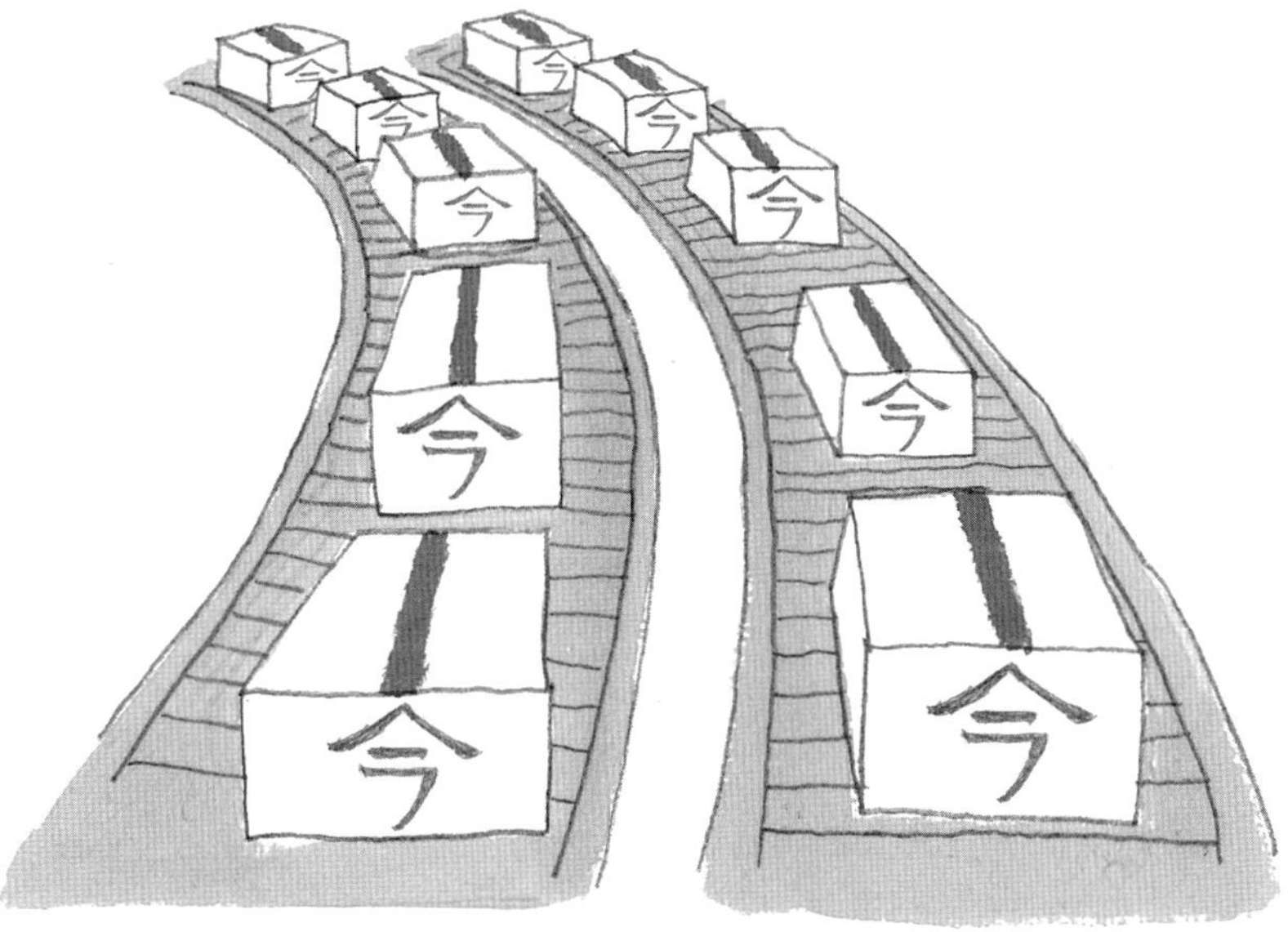

時間の流れは「今」の連続

まだ見ぬ未来へと進んで経験を積んでいくと思っています。

ところが、東洋の時間論では、時間は逆に流れています。

時間は未来から今、そして、今から過去へと流れ去るものです。過去を積み重ねるのではなく、時間の流れは、いつも〝今〟の連続なのです。

「え～っ、何それ？」と思われた人もいることでしょう。

ちょっとわかりにくいかもしれませんね。そんな人は、頭の中でベルトコンベアーを想像してみてください。このコンベアーは、未来から今、過去へと向かう時間の流れです。あなたは、その〝今〟のところにまたがっています。

あなたはそこで、いろいろなできごとがコンベアーに乗ってやってくるのを、受け取っているのです。その出来事というのは、自分がやったこと、言ったことが原因となって起きたことです。つまり、自分がやったことの結果をずっと受け取り続けているのです。今、経験していることとは、未来に投げた原因が結果となった様子です。

今というのは、未来に因を投げると同時に、自分が投げた因を結果として受け取るという2つの働きのある場所でもあるわけですね。

例えば、明日A君とデートしようと未来に投げれば、それがやって来て、A君と会えるのです。そして、経験し終えたことは、過去へと去って行きます。

「仕事の帰りに、居酒屋に寄って行こう」そう思ったから、居酒屋で飲んでいるのです。夏休みに旅行に行こうと決めたから、旅先で楽しんでいる自分がいます。

今起こっていることは、すべて自分自身が未来に投げかけたことが、今やって来ているのです。それは、明日のことでも、1週間先でも、1年先でも同じです。経験することはすべて、必ず自分でタネをまいているのです。

時間のベルトコンベアーは、決して逆流することはありません。過去へ去って行ったことは、二度と戻ってくることはないのです。過去を取り戻すことはできません。

それに何より、過去が今の自分に影響を与えることは一切ないのです。「アカン！」とレッテルを貼られようが、「アイツ、昔あんなことしよったで……」と後ろ指さされていようが、今の自分に影響することはありません。もう戻っては来ないことなのですから。

影響を受けるとすれば、そのことにカチンときたり、落ち込んだりして、新たにタネをまいているからです。そのタネが発芽して、結果としての出来事に直面しているのです。

今の自分に影響するのは、自分が投げかけた原因だけ——それなら、少しでもよい原因を投げておきたいと思いませんか？

まいてしまった悪因を〝不発弾〟にする　～因縁果の法則～

「私、きっと悪いことが起きるわ、どうしよう？　いつも上司の悪口言ってるし、この前カチンときて、お母さんにひどいこと言っちゃったし、それにそれに……」

自分が未来へ投げかけた原因の結果として、いろいろな出来事を受け取っていると聞いて、こんなふうにあわてている人もいるかもしれませんね。

そう、自分の投げた因に見合った果を受け取ることになりますから、身に覚えのある人（?）は、これからでも悪い因を投げないようにしたほうがよいでしょう。

でも、すでに投げてしまった因は、なかったことにはできません。やってしまった事実は、消すことはできないのです。

では、〝やっちゃった〟あなたは、これから襲ってくる悪果軍団にビクビクしながら日々過ごさないといけないのでしょうか。あるいは「私の人生、もうダメだ」と落ち込むしかないのでしょうか。

早合点はいけません。幸いにも、まいてしまったタネは消すことはできませんが、このタネを〝不発弾〟にすることはできるのです。

というのも、〝因〟というタネが、〝果〟という実を結ぶには、もうひとつ、〝縁〟という土や水、光などの栄養が必要です。同じタネをまいても、栄養のよしあしによって、実のでき方が違ってきます。同じ因を投げても、自分が巡らせた縁によって、それに見合った果を得ることになるのです。

たとえ悪因をまいてしまったとしても、よい縁を巡らせれば、悪果として手元で爆発するのを防ぐことができるというわけですね。

そのためには、思考、言動、行動に注意をすることです。悪いことを考えたり、人を貶め、傷つけることを言ったり、雰囲気の悪い場所に出入りしたりということは避け、自分を戒めることが必要です。

悪因をまいても、よい縁を巡らせれば、善果となることもあり得ますし、善因をまいても、悪縁を巡らせれば悪果となってしまうこともあります。因が善果になるか、悪果になるかは、自分が選ぶ縁によって決まるということです。これを**「因縁果の法則」**と言います。

量子論で言うと波動・波長と言い、スピリチュアル系で言うと引き寄せの法則と言います。

また、悪果が訪れたとしても、イライラしたり、誰かに八つ当たりしたりして、次の悪因をまかないようにしましょう。今、直面している悪い事象の見方を少し変えてみれば、これを新しい悪因としてまくことなく、善因に変えることができます。

「こんなことになっちゃったけれど、自分が甘かったんだ。今気づけてよかったじゃん、ラッキー！」

と言って感謝できれば、悪果が善因になり、やがて善果がやってくるはずです。これも、捉え方を変える、解釈を変える大きなメリットと言えます。

東洋思想（お釈迦さま）の教えの本質とは？

私は整体師として、また心理カウンセラーとして、たくさんの人たちと接していますが、最近は、いろいろな不安や悩みを抱え、生きづらさを感じている人がなんと多いことか。そのほとんどの人たちが、今の状況を少し違った角度から見れば解決できることが少なくないのに……と、痛感しています。

ものごとを「俯瞰し違った角度（逆の視点）」から見ることは、どんよりと心にのしかかっている重荷を軽くし、苦しみから解き放ってくれます。

そのベースは、お釈迦さまの教えです。それは、仏陀の最高位であるお釈迦さまが発見した宇宙の秩序。たとえば、時間論、因縁果、潜在意識などの自然の法則を、２６００年も前に見つけて、人々に説いてくださっています。

水は高いところから低いところへと流れます。

自然が豊かな日本の地形では、真ん中を背骨のように山々が連なり、そこに雲が当たって雨が降り、川になって海へと流れ込みます。そして、さらに海には海流があり、日が当たると水は蒸発して雲ができて……。こうして水は循環を続けます。

川はカーブを描き、幅を広げたり狭めたりしながら、また、水量を増減しながら、ところによって流れに緩急をつけながら、水が流れていきます。

水は流れのままに進むのが、もっとも自然に滔々と流れます。たとえば、流れを変えようと無理に防波堤を造って、それに合わせて水を流そうとすれば、いつか決壊してしまわないとも限りません。

自然でないことには無理が生じます。人の気持ちもそうです。こうしないといけない……たとえば、ポジティブ・シンキングでないとダメ、などと無理を強いるのは危険です。太陽が当たれば、影ができます。影についてくるなと言っても不可能です。清濁併せ飲むことをしないと無理があります。これもまた、捉え方を変える。解釈を変える（視点を変える）ことになるでしょう。

ポジティブ・シンキングという防波堤を造って、そこに自分の感情を流すとツラくなるでしょう。自然でないからです。

親が造った防波堤に自分を流そうとしたとき、「はい、わかりました」と流れていく人もいれば、「言われた通りはイヤ」とはみ出す人もいます。

はみ出したときに、「アイツは悪いヤツ」と烙印を押されることも少なくありません。人工的に造られた防波堤の中に流されてはみ出したとしても、後ろ指をさされるようなことではないはずです。むしろ、言われるままに流されていても、いつか突然、水があふれ出ることもあるはずで、大変危険です。

人の気持ちも、人生も、また人と人との関係も、自然の流れがいちばんです。自然の法則に沿って生きていく。それが、爽快に生きるコツなのではないでしょうか。

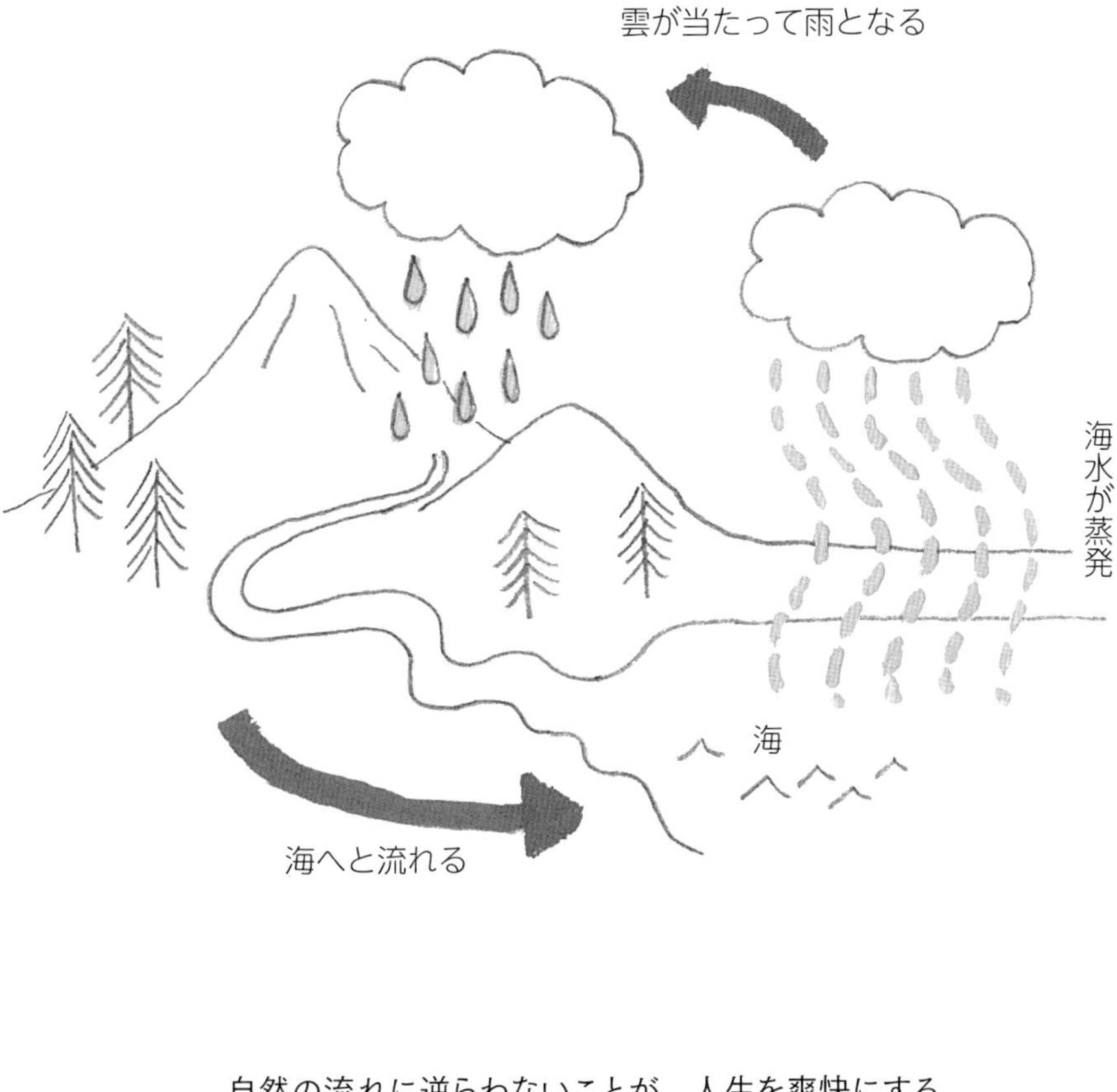

自然の流れに逆らわないことが、人生を爽快にする

―コラム―
ふたりの父との別れ

中学1年のときの野球の試合中。ピッチャーだった私はマウンドに立ったまま、1台のタクシーがグラウンドの中まで入ってくるのを見ていました。車から降りて来たのは、親戚のおばさんでした。監督のもとへ走り寄り何か言葉を交わすと、すぐに自分の名が呼ばれたのです。

40年近くたった今でも、父が亡くなる前のこの光景がはっきりと目に浮かんできます。試合を途中でリタイアし、父が搬送された病院に駆けつけました。意識も戻って一度は助かったものの、入院中に無理をして自分でトイレに行って倒れ、父は帰らぬ人に……。

私が13歳のとき。突然の別れでした。幸いにも、公務員をしていた母に何不自由なく育ててもらえ、つらい思いをすることはありませんでしたが、友人たちが父親の文句を言っているのを聞くと、「いるから、そんなこと言えるんだよ」と密かに思っていました。成人してお酒を飲むようになると、ふとした折りに「親父と一緒に飲んだら、何を言われたかな」などと思って、一抹の寂しさと興味を覚えます。

このような突然の別れだけでなく、関係を切ったり切られたり……という別れもあります。元の義父との別れがそうでした。彼は非常に成功しているビジネスマンで、多くのことを学ばせてもらったのですが、私が倒産したとき「なぜ相談に来てくれなかった」と怒りを買ってしまいました。自分としては、義父に迷惑をかけたくなかったのですが、それが仇《あだ》になったというか……。結局、精神的にも、経済的にもダメージを与えてしまいました。

その後離婚して、義父とも疎遠になりましたが、いろいろ教えてもらったこと、何より多大なダメージを与えてしまったことのお返しをする間もなく、他界されてしまいました。

今さら取り返しはつきません。今できることをするだけです。それは、自分が成長することだと思います。そして、彼から教えてもらったことを、きちんとした形で表していくことだと思っています。そうすることで、彼の気持ちに少しでも報えたら……という思いをずっと持っています。

第2章

心の構造——心はどのようにして作られているのか

～潜在意識を意識として捉え方を変える～

意識は眼耳鼻舌身の五感から得られる

ご存知の方も多いと思いますが、私たちの心というのは、ざっくり言うと「意識」と「無意識」から成り立っています。

心について少しでも学んだことのある人なら、心の構造を表す三角形を見たことがあるのではないでしょうか。

三角形の先のほうが**意識（顕在意識）**、その下に**無意識（潜在意識）**があり、無意識が全体の90～95％を占めると言われています。朝、右のほうの歯から磨く。会社に行くとき、いつも左足から靴を履く……などというのは、普通は意識してやっていませんよね。これらはすべて無意識、つまり潜在意識のなせることです。

心の構造

～心って何？
私達の心はどのように作られているのか？～

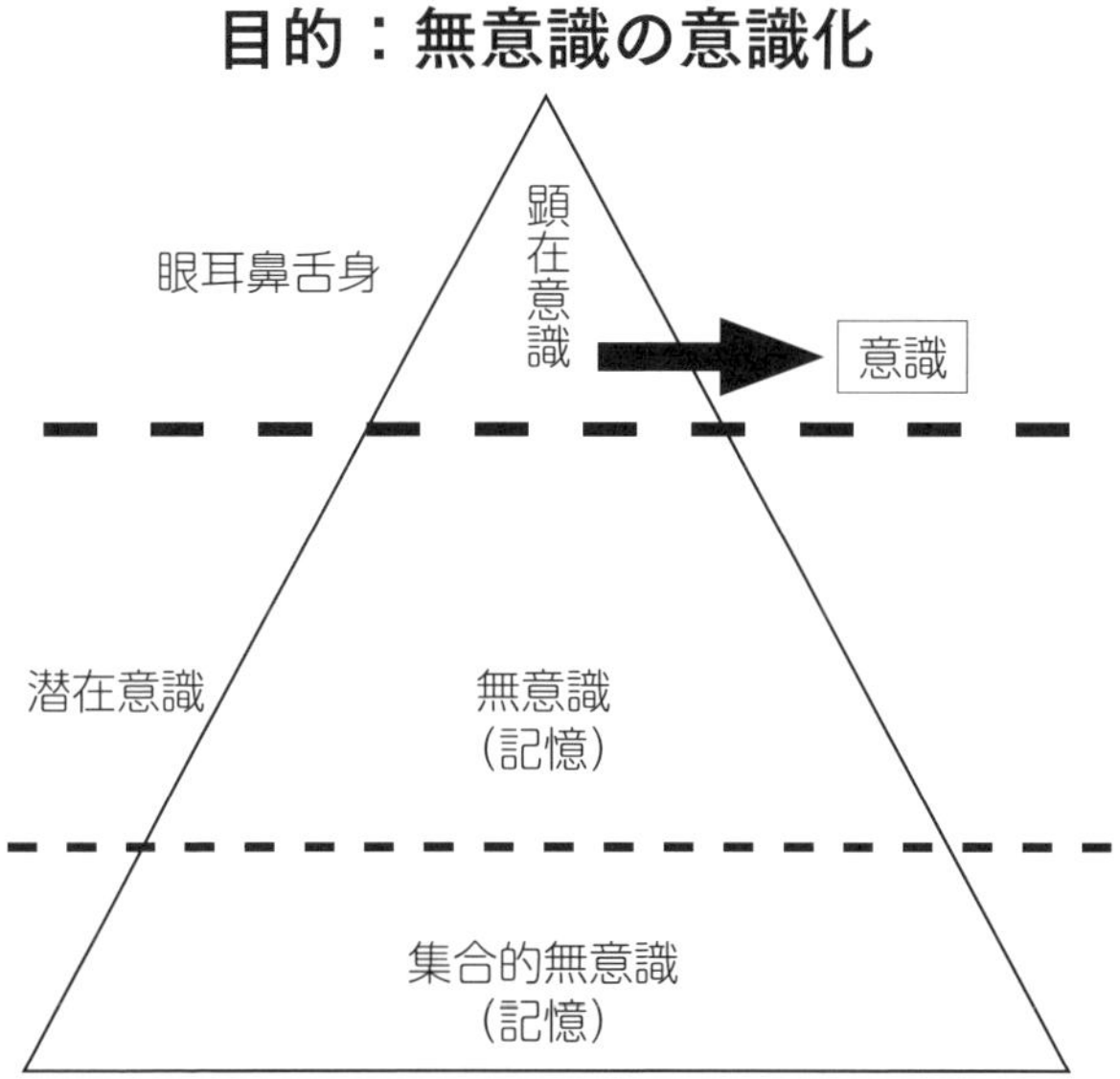

五感というのは感覚器官です。感覚器官で感じたことを意識といいます。五感で感じたことを意識で取りまとめ、それが「無意識」に収納されています。眼耳鼻舌身この５つは感覚器官であって思考ではありません。
意識というのもこの５つを取りまとめる感覚器官なのです。ここで取りまとめた情報が「無意識」という巨大な蔵に収納されています。
では、何故「無意識」を意識化する必要があるのでしょうか？
「無意識」の構造をよく知り「無意識の意識化」を理解していきましょう。

その下にはもうひとつの無意識があり、これは個人でなく、他の人とつながっているもので、**「集合的無意識」**と言います。よく「虫の知らせ」などと言いますが、胸騒ぎがしたと思ったら、親の具合が悪くなったとか、電話をしようと思ったら、ちょうど相手からかかってきたとか……そういうことが起こるのは、この無意識のためと思われます。

ところで、意識というのは、五感で感じたことを言います。眼で見て、耳で聞き、鼻で嗅ぎ、舌で味わい、身体で触れて感じることです。五感で得られた情報が意識によって取りまとめられ、潜在意識に収納されています。

無意識は、いわばアーカイブ、貯蔵庫のような働きをしているのです。ですから、仏教では、アラヤ識（阿頼耶識）などとも言われます。

例えば、韓国料理屋に行って、激辛の料理を食べたとします。「ほんとに辛かった！」などとしばらくは覚えているでしょうが、時間の経過とともに忘れてしまいます。でも、その情報は、実は潜在意識の蔵の中に入っていて、何かのきっかけで顕在意識のほうへ上がってくるのです。「あの店に行こうか」と言われ、「そうそう、辛かったわぁ〜」と意識されるわけです。

何か出来事が起こったとき、無意識は、収納されている情報の中から最も近い、あるいは印象的な情報を選び出す働きをします。そして、顕在意識に引っ張り上げられた情報を感じ取ることで、私たちは、何らかの感情を抱くのです。「辛くておいしかった」「皆で盛り上がった」→「楽しい」などというように。

このように自動的に行われている無意識の情報選択を、自分の意識によって、自分が望む情報を選択することができます。前章で「感情は自分で選択できる」と言ったのは、このことです。

これを、**無意識の「意識化」**と言います。

例えば、同僚から意地悪をされたことをきっかけに、以前その人からひどいことを言われて傷つき、悲しかった感情が自動的によみがえったとしましょう。もしかしたら、ここで「この子、ひどいこと言うから嫌い」「今度こそ、仕返ししてやる!」という気持ちになるかもしれません。

でも、「きつかったけれど、私の悪いところを気づかせてくれた」と思えば、意識的に感謝の感情を持つことができるでしょう。無意識の感情選択にまかせていると、悪因のタネをまいてしまうところを、善因をまくことができるわけです。

無意識が好きな紐付けの情報は「怒り」である

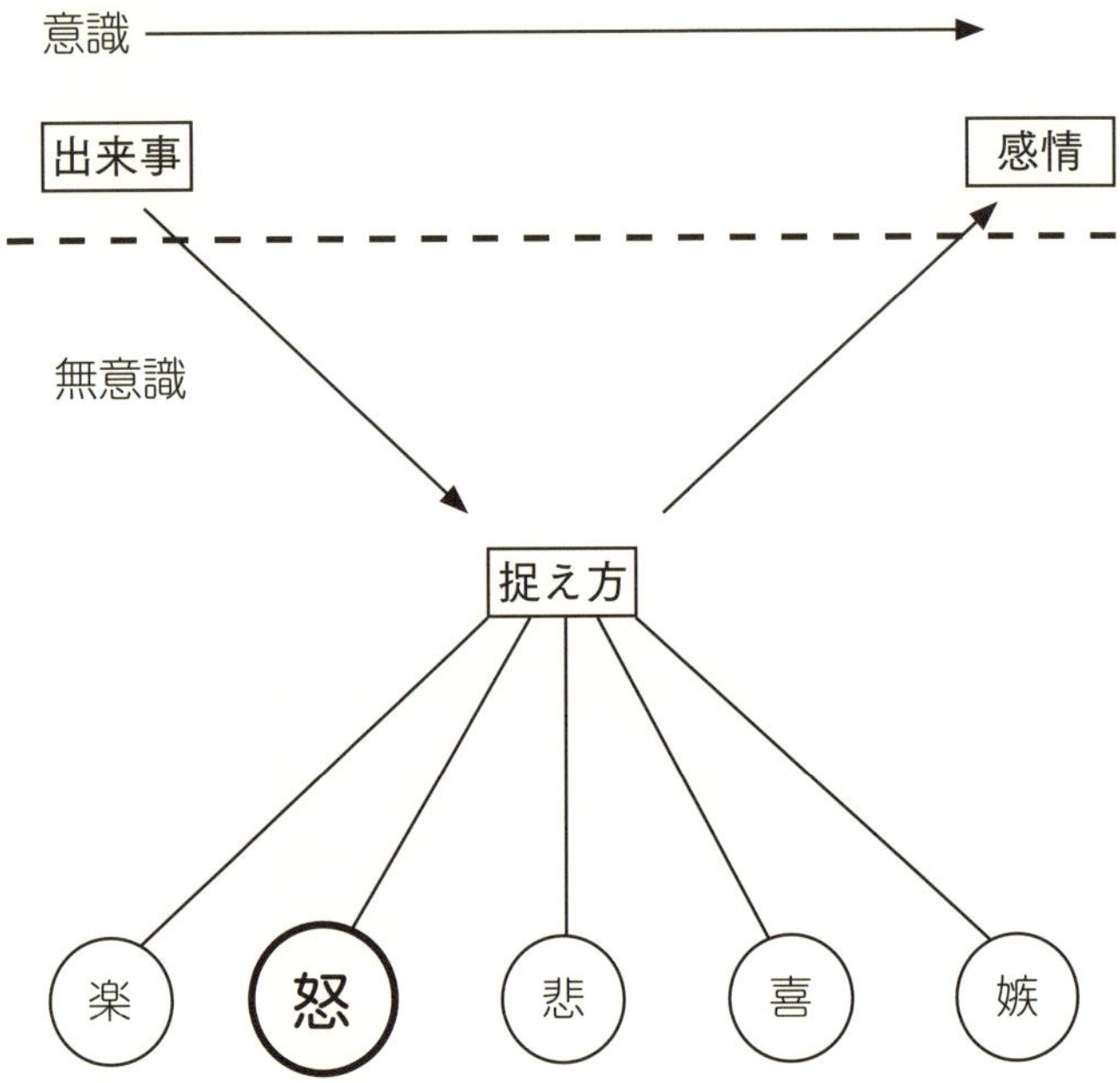

たくさんある感情の中で、無意識は「怒り」を最も選択しようとします。
それは、腹を立てたいというのではなくて、その生命を守りたいという「欲」の働きです。
その欲を「生存欲」といいます。
生存欲を妨げようとするものを脳は常にリサーチしています。

このように意識化をすることによって、いろいろな出来事に対する捉え方を変え、解釈（視点）を変え、自分の感情をコントロールすることができるようになるのです。

人間の五大欲望は生存への欲求

心の構造は意識と無意識から成り、眼・耳・鼻・舌・身の五つの感覚器官で感じたことが意識でまとめられ、無意識に収納されていると書きました。

そして、この五つの感覚器官によって引き起こされる欲望、あるいは、それぞれの感覚の対象である色《しき》、声《しょう》、香《こう》、味《み》、触《そく》の享楽を五欲と言います。

また、もっと一般的には、私たち人間が生まれ持つ五つの欲、すなわち財欲、名誉欲、食欲、色欲、睡眠欲のことも五欲と呼んでいます。財欲はお金やものへの欲求、名誉欲は認められたい、ほめられたいという欲求、食欲は飲食への欲求、色欲は異性に対する欲求、そして、睡眠欲は（文字通り睡眠の欲求でもありますが、）楽をしたいという欲のことを言います。

五欲は、人間の生存欲求ですから、これを抑えることは難しいものです。というか、ほとんど1日中、欲望を感じながら生きていると言ってもいいかもしれません。

例えば、朝、眠いけれど何とか起き出して出勤し、上司に文句を言われながらも仕事をすませ、夜は居酒屋で一杯やって……という一日。会社に行くのは、お金のためと財欲が働き、上司に嫌われないようにと名誉欲が働き、飲食欲に動かされて居酒屋へ。また、居酒屋で可愛いアルバイトの娘を見つけて色欲でウキウキしたり、いつもは歩く道を今日は楽したいと睡眠欲からバスに乗ったり。一日のうちでも、そのときどきで違う欲が出たり入ったりしてくるわけです。

五欲は、そのくらいあたり前に持っているものですが、欲というのはやっかいなもので、満足ということを知りません。放っておくと、どんどん大きくなっていきます。必要以上に欲が大きくなると問題を生じることがあります。

必要以上に飲食をしていれば、いつの間にか体形はくずれ、さらには健康を損なう恐れがあります。また、色欲が大きくなれば、奥さん以外（旦那さん以外）の人に手を出して大変な目に合うこともあるでしょう。この洋服がほしい、ブランドのバッグもほしい、高級なアクセサリーも……と、財欲がエスカレートしていって、サラ金に手を出し、自己破産なんてことにもなりかねません。

生存欲とは何か？

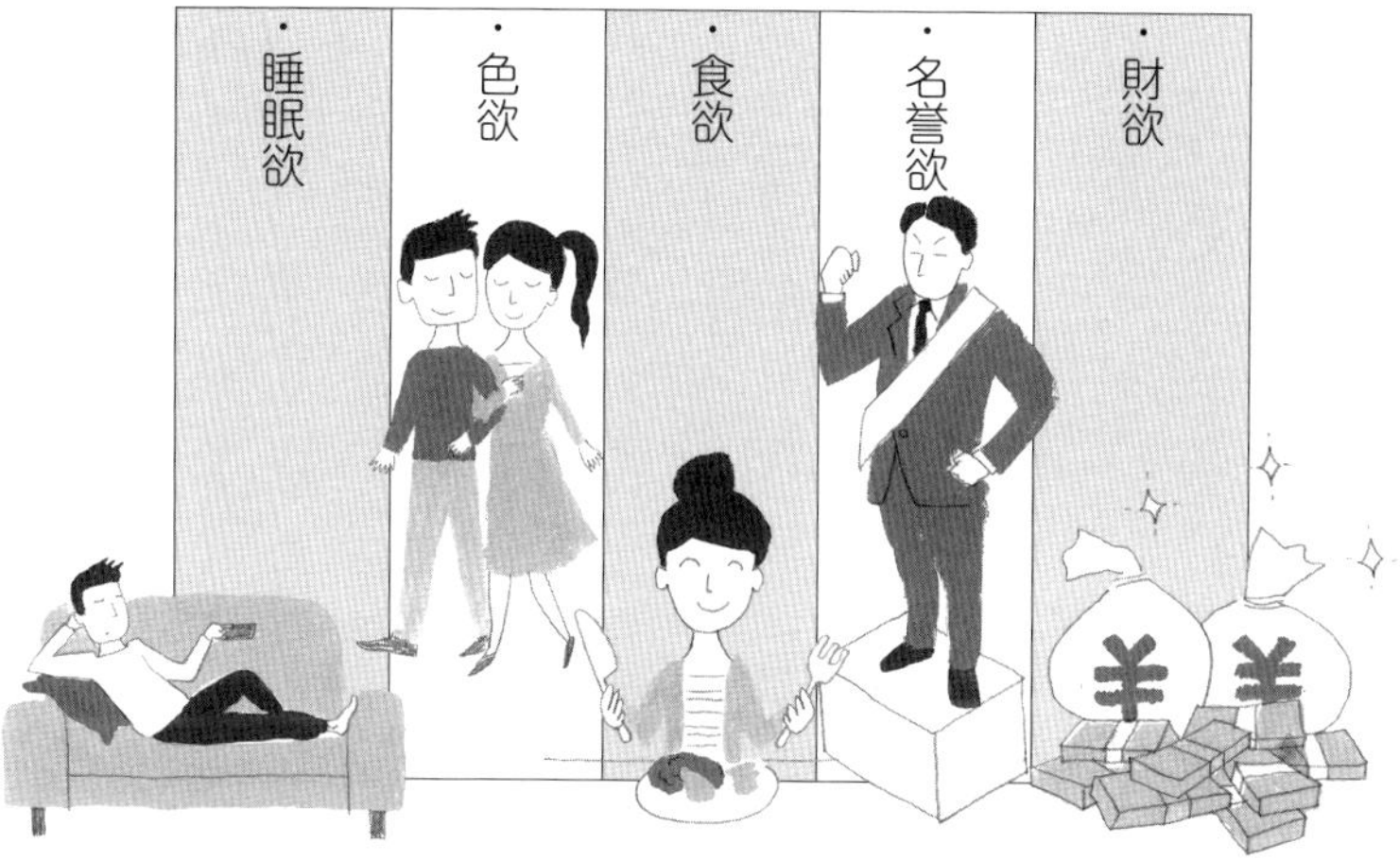

五大欲

財　欲・・・お金・財産・土地などを意味する。
名誉欲・・・人よりも優れていると評価されたいという欲
食　欲・・・飲食に対する欲
色　欲・・・子孫を残したいという欲
睡眠欲・・・楽をしたいという心の働きを意味する

この五大欲が、妨げられそうな危険を発見したときに、無意識は手を打とうと働きます。

働き方は、回避と抗議があり、回避が選択されれば悲しみや嫉妬を生み、抗議の場合は怒りを生みます。

あるときは食欲が最優先になったり、睡眠欲がいちばん表面に現れたり、五欲はそのときどきで、順位が入れ替わっています。

そして、今まさに最上位にある欲を妨げられると、怒りの感情が生まれてきます。欲求を邪魔されると怒りになり、やがてストレスを生じるようになります。

動物であれば、生存欲求がなければ生きていけないし、成長もできず、子孫を残すこともできません。でも、度を過ぎた欲望を持つのは人間だけです。節度、限度はわきまえないと、いろいろなゆがみが生じます。

放っておくと際限なくふくらんでいってしまう欲望は、自分の状況を見きわめて、意識的にコントロールしていくことが必要です。

「怒り」の正体は「恐れ」「期待」にある

「あなた、今何時だと思ってるの。毎晩毎晩遅くまで飲んで酔っ払って！」

「うるさい‼　付き合いなんだから、しょうがないだろう。いちいち口出しするな」

よくある光景ではないでしょうか。こうなってくると、売り言葉に買い言葉……二人とも頭に血が上って、怒りはどんどんエスカレートする一方でしょうね。

怒りという感情にまかせて、お互いに辛辣なことばを投げつけ合い、悪因をまくことになってしまうかもしれません。感情は、自分で選択するものです。この怒りの感情を選んでしまったのは自分ですから、自分でコントロールしていかないといけません。

怒りの感情を放っておくと、大きなストレスになり、徐々に心身をゆがませることになってしまいます。

怒りとは、一体どうして生まれるのでしょうか。

私たち人間には、五欲があると書きましたが、この欲望のどれかを妨げられたとき、怒りの感情になります。

ただ、この感情は一次感情ではなく、二次感情です。怒りの感情が生まれる根底では、別の感情が働いているのです。その正体は、〝恐れ〟や〝不安〟、また〝期待〟なのです。今の状況に恐れや不安を感じたとき、あるいは、期待が裏切られたとき、それらの感情が〝怒り〟となって現われます。

怒りの正体はその事実から想像できる影響に対する「恐れ」

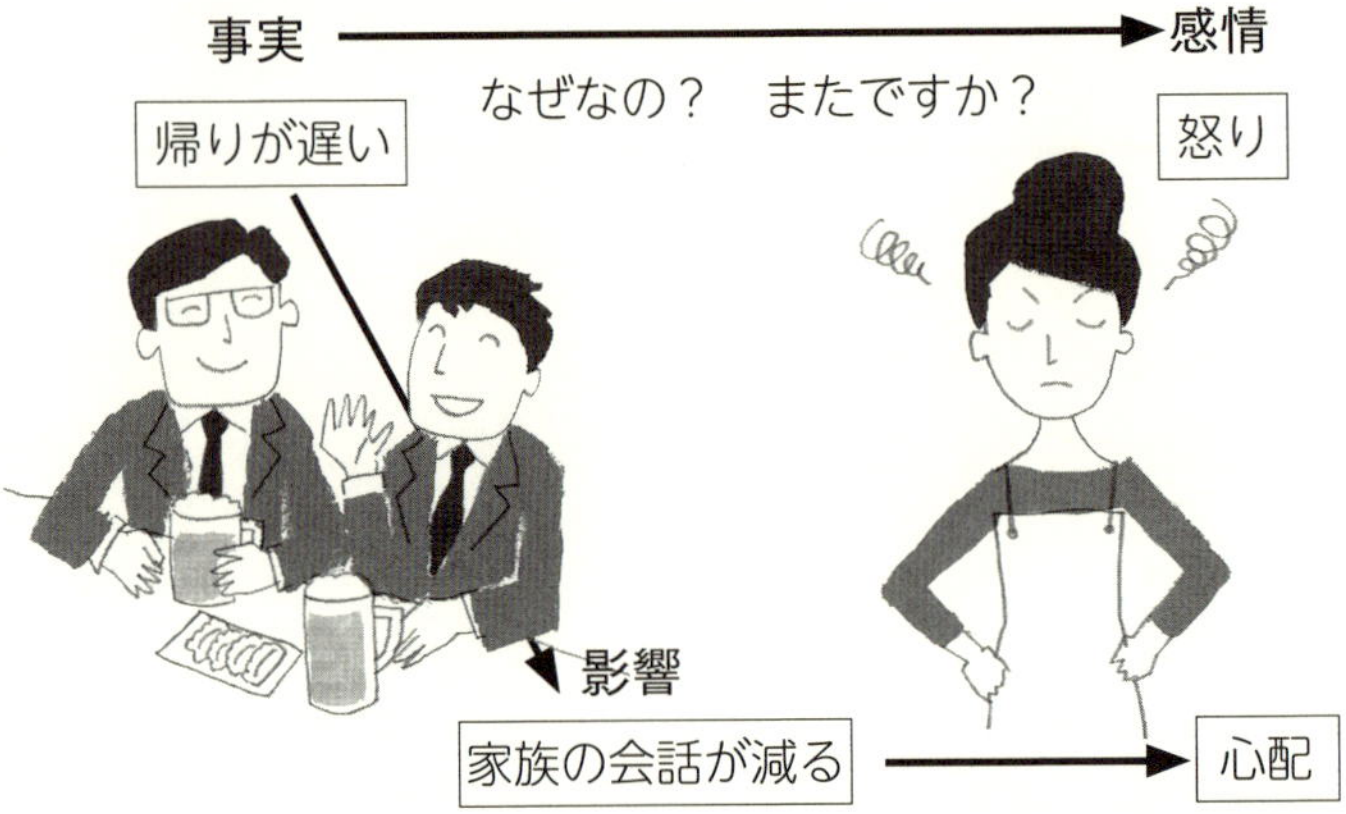

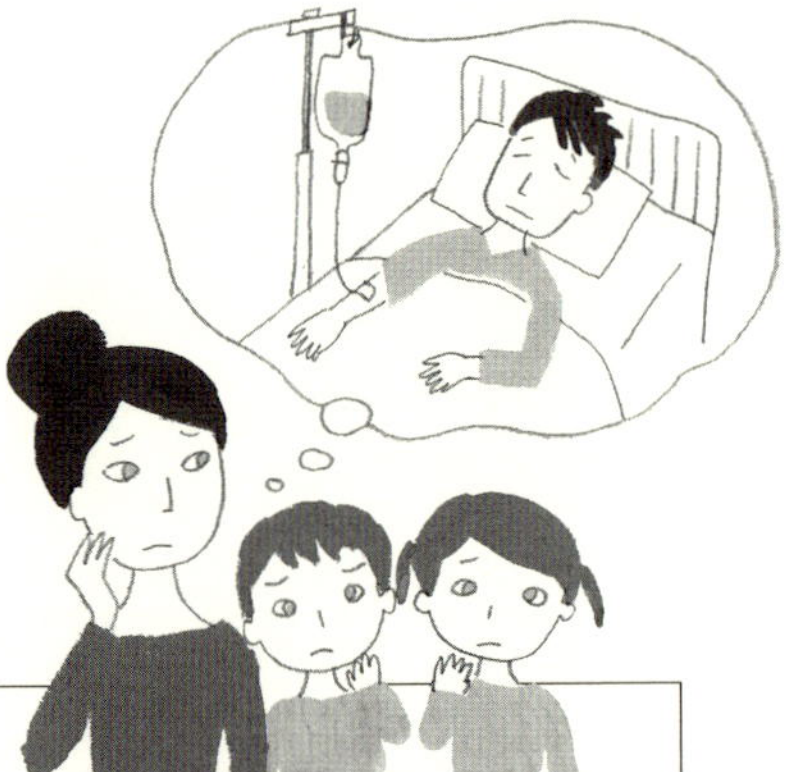

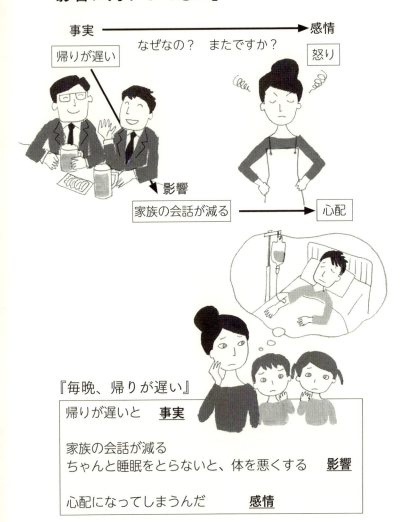

『毎晩、帰りが遅い』

帰りが遅いと　　**事実**

家族の会話が減る
ちゃんと睡眠をとらないと、体を悪くする　　**影響**

心配になってしまうんだ　　**感情**

冒頭の夫婦ゲンカの場合では、怒りの感情の奥に、恐れがあります。

「こんなに飲んでばかりいたら、いつか体を壊すに決まってる」

「彼が働けなくなったら、私がパートに行かなければならないのでは？　ローンも残っているし、私がパートに出ないといけないの」

「お小遣い少ししか渡していないのに、どうやって毎晩飲み歩いているの？　借金してるんじゃないでしょうね」

このようにいろいろな〝恐れ〟や〝不安〟の一次感情が重なり合って、怒りとなって爆発してしまっています。

このようなときは、怒りを表すのではなく、自分の不安を伝えるようにすれば、こんなケンカは起こらないはずです。

「あなたが毎晩遅くまで飲んで帰ってくるから、肝臓が悪くなるんじゃないか、お金は大丈夫なのか、私とても不安なの。翌朝も早くから会社で、体大丈夫なのかと思うと……」

そう伝えれば、「そんなふうに思ってくれていたのか。悪かった。決算前で帰りが遅かったけど、もう少しで落ち着くから」と、お互いに言葉も柔らかくなり、めでたし

めでたし……となるのではないでしょうか。

これを「Iメッセージ」などと言いますが、You（あなた）がどうのと言うのではなく、「私が不安なの」と〝私＝I〟の気持ちを伝えるのです。

カッとなったら、ひと呼吸おいて「私は何で怒っているの？」と、客観的に見てみることです。こうすれば、怒りを選択せずにすむでしょう。

また、ほかの人から言われても何にも感じないことでも、配偶者や家族などから言われると怒りの感情が生まれることがよくあります。これを、私たちは**「パートナー・アングリー」**と呼んでいます。

例えば、同僚から「何かその服、変なデザインね」と言われたら、ちょっとムッとするかもしれませんが、「そうですかぁ」「え～、ひどい」と聞き流せるのではないでしょうか。

でも、朝出がけに、旦那さんから「なんや、その変な服」と言われたら、カチンときて「何で朝からそんなこと言うの！」と、声を荒らげているのではないでしょうか。

同じことを言われても、相手によって感情の表れ方が違ってきます。特に、自分の五欲に直接関わる人から言われると、同じことを言われても怒りが増幅されてしまいます。

ここも、怒りを表さず、自分の感情をコントロールするような見方ができるようになりたいものです。

嫉妬や妬みの感情はどこから来るのか

「○○さん、ちょっと美人だからってチヤホヤされて、いい気になっちゃってさサ」

「△△のヤツ、あのプレゼンがうまくいって部長にほめれたからってエラそうに……。調子に乗ってるよな～」

誰でも、1度や2度はこんな気持ちを抱いて舌打ちをした、という経験があるのではないでしょうか。

嫉妬、妬みは悪因のタネをまいてしまう感情です。でも、これも怒り同様に2次感情で、その正体は、憧れの感情であることがあります。あるいは、親から「何ごとも一番にならないとダメ」などと刷り込まれて育ったことが背景にあるケースが少なくありません。そこに恒常性維持機能が働いて、自分より優れている人のことが認められないのです。

　また嫉妬の感情に、配偶者など異性が介在してくると、怒りに近い感情として現われてしまいます。

「飲み屋の女にイレ上げて、どうすんのよ？」

「何なの。私以外の女を見てデレデレして……」

「アイツには、ずい分やさしいんだな」

　などという、ありがちなケースですね。

　これは、怒りの感情とほとんど同じで、その奥にあるのは、「私のことは嫌いになったのかしら」「私、捨てられるのかな」「女性に貢いで、経済的にひっ迫するのでは？」等々の不安や恐れの気持ちと言えるでしょう。

「愛されていないかもしれない」という不安は、こうした争いや不協和音を容易に引き起こします。

　男女関係に限らず、親子の関係では愛情が満たされていないかもしれないという不安は、成長過程でいろいろな影を落とすことがありますし、心身をゆがませてしまうことが少なくありません。

ある知人女性の話ですが、彼女の父親はとても成功した実業家で、長者番付にも載るような人でした。子どもの頃から、何でも欲しいものは手に入り、経済的な苦労は一切なかったのですが、いつもガミガミと一方的に言われて育ちました。子どもの言葉には耳を傾けることはなく、進学や就職について彼女が相談しようとしても、父親はまるで耳を貸さなかったそうです。

こうして、子どものときから親に認められない、愛されていないという不安は、やがて心を蝕み、うつ病を発症することになってしまいました。この女性の兄も同じ病に苦しむことになりましたから、親からの愛情の枯渇は、かなり根深く重篤なものだったのかもしれません。

また中には、父親から得られなかった愛情を、無意識のうちに夫に求めようとする場合もありますが、いつか、夫婦関係にゆがみを生じることになりかねません。愛情の枯渇が歪曲すると、援助交際のような形をとることもあります。

子どもの頃、愛情に飢えて育ってしまったことは変えようがありません。これも、捉え方を変える、解釈を変えることで爽やかに生きていきましょう。

――コラム――

I love me!

親が何気なく口にした言葉、それがたとえ謙遜や激励からでも、子どもの心は傷つき、繰り返されているうちに、心の奥深くに刷り込まれてしまいます。

「どうせ自分はバカだから……」「どうせ私には無理」という人は、そんな刷り込みが劣等感となり、すっかり心が冷え固まってしまっているようです。その冷えは、自分の感情を押さえ込んで、喜怒哀楽を表さなくさせます。そうなると、自分で自分が嫌いになってしまいがちです。特に、女性に多く見られる傾向です。

沖縄整体の師匠比嘉進先生から教えてもらったのですが、師匠は、自分のことがイヤでしょうがない女性には、鏡に自分の顔を映して「I love me」と言ってごらんと言うそうです。

たいてい「そんなこと言えません！」と返されるそうですが、「何で？」と聞くと、「人に意地悪だから」とか「姑にやさしくしたいのに、キツイこと言っちゃう」等々。

だから、愛してるなんて言えないそうです。人間関係のいろいろな問題を抱えているんですね。

でも、やさしくできないから嫌い……とか、心の中で自分と一生懸命向き合って、考えている。ある意味、自分を内観（客観視）できているのです。

ただ、ここは嫌いな理由を探すのでなく、「I love me」と「love」の理由を探しながら、自分で自分をハグしたり、頭をなでたりしてあげましょう。自分で自分の気持ちを和らげて、自分を認めてあげるのです。深く刷り込まれた劣等感を溶かすのは容易ではありませんが、少しずつでも、心身を温めほぐしてあげてください。

第3章

思考をコントロールする「瞑想」

～思考を放し飼いにしておくと「不幸に関する問題」を好みだす～

瞑想は〝無敵〟である

何か苦しみを抱えているとき、あなたはどう対処しているでしょうか？　その問題と真っ向から戦いますか。逃げるが勝ち……とばかり、それを避けていますか。それとも、できるだけ気にしないようにしますか。

相手をやっつけてやろうと思ったり、関わらないようにしようとしたりすることもあるでしょう。カウンセリングを受けたら、多くの場合、「気にしないように」とアドバイスされるかもしれませんね。

でも、東洋思想（釈迦）の教えを学ぶと、これらはすべて、あまりお勧めの方法とは言えません。

というのも、「気にしないようにしよう」というのは、実は一番気にしていることだからです。気にしないようにするのではなく、「気にならない」というのがベストの対処法と言えます。

相手が何を言おうが、どうしようが気にならない。だから、敵がいない。この状態を〝無敵〟と言います。別に、最強レスラーみたいな強い人のことを言うのではなく、敵がいないことです。

「瞑想」ができると、自分のざわついた心を、この「気にならない」心に切り換えることができるようになります。だから、瞑想をすると無敵になれるのです。

ところで、瞑想と聞くと「あぁ、目をつぶって静かに呼吸するアレね」という人も多いのではないでしょうか。最近では、マインドフルネスが注目されていますし、ヨガなどでもよく瞑想を行っているようですから、経験されたことがあるかもしれませんね。でも、目を閉じて静かに呼吸をする、というのは瞑想ではなく、単なる呼吸法です。本当の瞑想は、自分の思考（脳）をコントロールすることです。

ふだん起きている出来事のために怒ったり、悲しんだりと不幸や苦しみを感じるのは、脳の働きによって、感情が振り回されているからなのです。瞑想は、これをコントロールすることができるのです。

瞑想というのは、身体と心と時間が「今ここにある状態」と定義されています。身体と時間はここにあるけれど、「心ここにあらず」の状態を〝妄想〟と言います。

心が過去に行ったり、未来に行ったり……。過去にやってしまったことを後悔したり、罪悪感を感じたり、先のことが不安で迷っていたり……と、人は「今ここを生きていない」ことがほとんどです。

ヨガの中で、よく手で印を結んで静かに呼吸をしながら瞑想をすることがありますが、その形ややり方よりも、何を考えているのかが大事です。形は違っていても、例えばカラオケボックスで一心不乱に歌っていても、「今ここに」集中していれば、瞑想になっていることもあります。大事なのは、身体、心、時間です。

瞑想は人生を劇的に変化させますが、妄想は人生を破壊します。思考のコントロールの仕方を学んで、爽快に生きていきましょう。

瞑想にチャレンジしてみよう

心と身体と時間が〝今ここにある〟状態が瞑想ですから、本来はどんな環境、状況にあろうが、集中さえできればよく、決まったやり方、スタイルというものはありません。とは言っても、誰でもすぐに〝今ここに〟集中できるというものでもありませんから、まずは集中するための準備をしましょう。

瞑想する場所は、少なくとも寝転んで手が届くくらいのスペースには、何もモノを置かないようにします。床に座ってても、椅子に座ってもかまいません。
・床に座る場合、座禅の座り方（両足を、それぞれ両太ももの上にのせる）か、できなければ片足だけももの上にのせた形でもかまいません。座布団などで補強してもかまいません。椅子なら、自然でらくな形で座りましょう。
・腰や膝などどこかに痛みがある場合には、柔軟体操やストレッチなどを行って、意識が痛みに走らないようにしてから始めましょう。
・音や臭いなど集中するのに妨げになるものは、排除してから始めるようにしましょう。
・両手の親指と人差し指で輪を作り、他の３本の指は自然に伸ばしたまま、膝の上にのせます。親指と人差し指の先の間は、紙１枚入る程度に付かず離れずという感じです。
・両目は半眼で、斜め45度下を見ます。
・慣れないうちはいろいろなことが頭に浮かんできますが、今ここに集中するようにします。何か浮かんだら野放しにせず、つかみに行きます。「あ、今そう思った！」と意識してブレーキをかけ、次から次へと思いが広がって逃げて行かないようにすることです。

・毎日10分くらい行ってみましょう。例えば会社でイヤなことがあっても、ネガティブな感情を忘れ、心のリセットができるようになります。

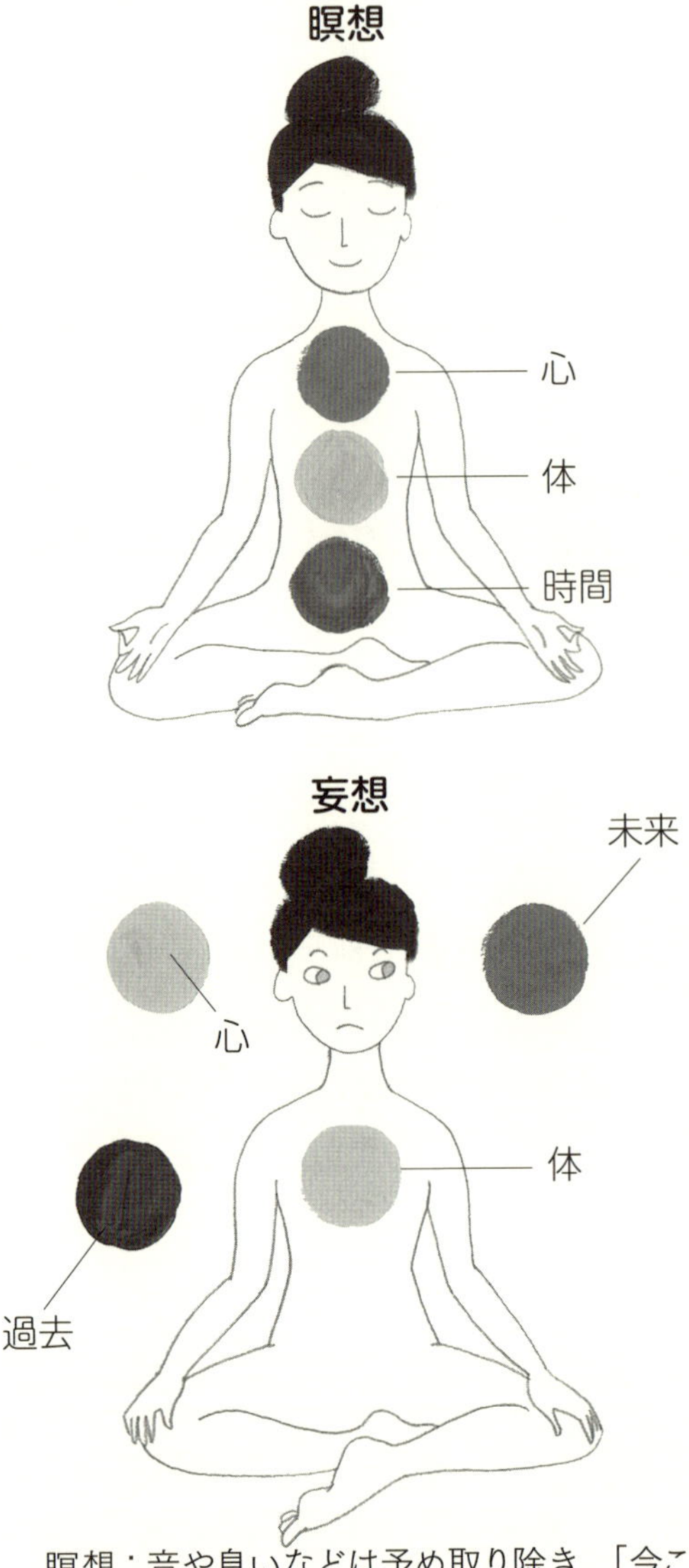

瞑想：音や臭いなどは予め取り除き、「今ここ」に集中し浮かんだ思いをつかみにいく

脳は身体の危機管理装置

私たちの身体の中には、いろいろな臓器があることは言うまでもありませんが、例えば、肺は呼吸のための臓器、胃は消化、腸は吸収……と、各臓器は、それぞれ専門の働きを担っています。

脳も同様で、脳は身体の機能のバランスをとり、危険にさらされていないかを常にパトロールしている器官です。脳が「寒い！」と察知すれば、〝私〟は命令していないのに、鳥肌を立て、毛穴をギュッと締め、体温を上げて危険から身を守っています。脳は、危機管理専門の臓器、究極のＳＰと言えます。

瞑想では、脳の働きにアプローチし、これをコントロールしていきます。この脳の働きについて、もう少し詳しく見てみましょう。

脳が危険を察知する働きを「恒常性維持機能」と言います。これは、今の状態から違う状態にならないよう常に一定にキープしようとする働きのことです。

この機能は、何か変化を察知すると、危険にさらされていると認識。さらに、その危険は不幸だと認識しています。

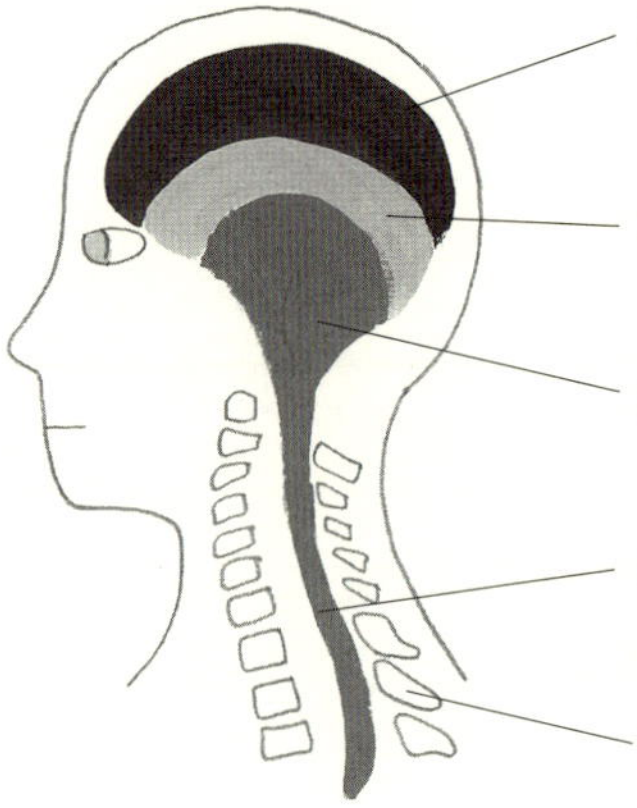

脳の恒常性維持機能が危険を察知する

ですから、恒常性維持機能は新しい思考が苦手で、ずっと同じ思考を選択します。

前章の初めでも少し触れましたが、頑なな思考に縛られ、自分が悪いと思っても、謝ったり考えを改めたりできないのは、このためです。

少々余談ですが、男性が言えない3つの言葉をご存知ですか?

それは、3位　奥さんへの「愛してる」、2位「教えてください」、1位「助けてください」なのだそうです。

「男の子でしょ!」と刷り込まれて育った男の人には、プライドという名の恒常性維持機能が働いて、わからなくても、困っても「教えて」「助けて」という言葉が素直に出ないようです。

私たちを守ってくれるという恒常性維持機能

の重要な機能は、ときには、こんな弊害も生みやすいわけですね。

私たちの脳は、とても働き者です。恒常性維持機能は、常に危険を探しています。放っておけば、次から次へと自分に危険や害、苦をもたらすものを探しに行きます。そして、危険を察知すると、その原因を一生懸命に追いかけて、何とか解決しようとします。

例えば、初めてのお宅を訪ねたとき、その家独特の匂いを感じますよね。あるいは、海外に行ったとき、ハワイの空港に降り立ったとたんにココナツの匂いがしたとか、韓国でキムチの匂いがした、という経験をしたことがあるでしょう。

この匂いは、いつの間にか消えてしまいます。恒常性維持機能が、原因を探り「大丈夫。危険はない」と判断した瞬間に、匂わなくなるのです。

ちなみに、都市ガスには独特の化学的な臭いがつけられていて、脳が「大丈夫」と判断しないようなしくみになっているそうです。鼻が臭いに慣れてしまって危険を感じなくなってしまったら、それこそ私たちの命が危険にさらされるわけですからね。

とにかく脳の恒常性維持機能は、大事な働きをまかされています。しかも、肺が呼吸を行い、胃腸が食べたものの消化・吸収を休みなく続けているように、脳も危険のサーチをずっと続けているのです。

ところで、脳はとても大事な器官ですが、〝私〟自身ではありません。「これは、私のバッグです」「私のスマホです」「私の手です」というのと同じく、「私の脳」であり、私そのものではないのです。心に魂があるとすれば、心が私であり、「私の手」「私の足」「私の肺」「私の脳」……は、私の従業員のようなものです。

ただし、脳は非常に働き者で、しかもキレのいい従業員です。そのため〝私〟が振り回されてしまうことがしょっ中です。よかれと思い、身体を守ろうと一生懸命に危険をサーチしますが、何しろ〝私〟ではないので、歯止めがきかなくなります。

何か出来事があって一次感情を抱くと、それが二次感情へとエスカレートし、どんどん不幸に向かって行ってしまいます。危険を探す機能が次々とネットサーフィンのように移動していかないように、「そんなにネガティブにならなくても……」と歯止めをかけ、コントロールする必要があります。

それには、今ここに集中する〝瞑想〟が効果的なのです。

苦になる原因を探し、次の目標を探す

「何でオヤジは、オレのこと認めてくれなかったんだろう……」

そう言って、同級生のA君はオイオイ泣き出しました。ふだんそんな面を見せたことのない友人が、突然声を出して泣いたのに驚き、10年経った今でも鮮明に覚えています。

彼の父親の葬式でのことでした。

彼の話によれば、生まれてから40数年、父親から一度もほめられたことがなかったというのです。彼は、父親の死が悲しくて泣いていたというわけではなく、ほめてもらったことがないまま、もう二度とほめてもらうことができない。それが口惜しくて、悲しくて……その思いがこみ上げて来たようです。

自分は父親に認めてもらおうと思って一生懸命やったけれど、認めてもらえなかった。もしかしたら認めていたかもしれないけれど、言葉でも態度でも表してはくれなかった。その思いをずっと引きずり続けてきたのでした。

認めてほしいのに、認めてもらえない――脳の恒常性維持機能は、心のスミにわだかまっている思いに反応し、すぐに原因を追究します。でも明確な答えは得られず、

悶々とせざるを得なかったはずです。彼の脳は、ずっと原因のサーチを続けていたのでしょう。しかも、父親が亡くなってしまった以上、悲しもうが頑張ろうが、もうどうしようもないことです。解決は不可能です。

私たちの脳は危険を察知すると、すぐにその原因を探り出そうとします。原因が物理的なものであれば、それを避けることができますが、感情的な危険（不幸）では、原因は過去にあり、手の打ちようがありません。

例えば、今「寒い」と感じたとします。脳は原因を追究し、冷房が効きすぎているからだと判断すれば、服をはおったり、冷房を弱くしたりして解決することができます。解決すると、脳は新たな危険を探し始めます。

ところが、同僚に意地悪をされて「ひどい！」「絶対仕返ししてやる〜」などと腹を立てたとします。脳は危険を察知しますが、意地悪されたという原因は過去にあり、これを排除することはできません。

このように怒りなどの原因は、すべて過去。そこにはないので排除は不可能なのに、脳は懸命に原因を追究し続けます。「今そこにはないよ」というのが理解できないので、脳の働きを野放しにすると、ずっと怒り続けなくてはならなくなります。これは、とても苦しいことです。泣いたA君のケースも同様です。

この働きにストップをかけないと、この苦しさから解放されるのは困難です。それを可能にするのは、捉え方を変える、解釈を変えることです。今の自分を俯瞰（客観視）して、どうにもならない過去のことにこだわり、振り回され続けていることに気づかないといけません。

過去は取り戻せませんから、どうにもならないというのは絶望的にも聞こえるかもしれませんが、未来へのタネをまけばいいのです。例えば、A君のケースなら、自分の子どもには、同じことをしない。たくさん認めてあげる。そうして、悪因は、自分自身で断ち切ればよいのです。

不幸を認識する脳の働きとは？

脳が異変を察知した場合、その事象を捉えるために、どのように考えを巡らしていくのでしょうか。

不幸を認識する思考は順番が決まっていて、次のような順番で、思考がひとつずつ進んでいきます。

「この危険（不幸）をなくしたい」

↓

「よし、原因を探そう」

↓

「原因は過去のあの出来事だ」

↓

「幸せになるには、あれ（原因）がなければいい」

↓

「でも過去のことなので、どうにもできない」

↓

「だから、今の私は不幸なのだ」

例えば、銀行で下ろしたばかりの5万円が入ったお財布をなくしてしまったとしましょう。あまりのショックに、この不幸をなくしたいと脳は考え、原因を探します。ランチの後、同僚とおしゃべりをしながら会計をし、会議に遅刻しそうなのであわてて会社に戻ったけど……。おしゃべりしていなかったらなぁ。もっと時間に余裕をもっていればよかったなぁ。バッグを持っていけばこんなことにならなかったのに。でも、どうにもならない。ああ、私って不幸……

こうして、脳は「私は不幸」と、決定します。すると、何とか「不幸をなくしたい」と考え、思考は最初に戻って、また原因を探し、不幸を認識して……と、同じように考えを巡らせていくことになります。

原因が過去にある限り、有効な解決策など見つかりませんから、思考は何度でも原因を追究し、不幸を認識し続けます。この思考の堂々巡りがずっと続くことになるのですが、思考の巡るスピードがアップしてくると、「今の私は不幸」という部分だけがクローズアップされてきます。

すると、「不幸」ということばかりに心が占められ、後悔や憎しみなど負の感情に支配されてしまいます。

どこかの実験室などで、ケージの中のハツカネズミが、カラカラと回転輪の中を一生懸命走り続けている映像を目にしたことはありませんか。

あんな狭いところに閉じ込められて、必死で走らされてかわいそう……にも見えますが、ネズミにしてみれば、自分は大草原のような広いところを気持ちよく走っている気分なのかもしれません。とにかくずっと走り続けています。

不幸の堂々巡りは、これに似ています。本人は、道なき道を進んでいるつもりでいるのだけれど、実は、同じことをずっと考えている。財布をなくした。意地悪された。「だから、私って不幸」という思考が、いつまでも続いているのです。

先に触れた父親にほめてもらえなかったA君は、まさに親に承認してもらえなかった、わかってもらえなかったという不幸の堂々巡りにはまってしまっていた気がします。自分のことを少しでも俯瞰することができれば、「あれ、同じことばかり考えてる」と、ハツカネズミ状態になっている自分に気づくことができるのに……。

このように自分を客観視するということは、自分の心、「今ここ」の自分を見に行くことです。瞑想の状態に入れば、堂々巡りに気づくことができます。

恒常性維持機能の働きで自動的に回り続ける「不幸」の思考は、回転輪に棒を差し込んで止めるように、違う視点によってストップさせることです。

「私、堂々巡りしているんじゃないの？」と、自分に提案できることが、瞑想の入り口なのです。

恒常性維持機能を瞑想で解除する

ＰＴＳＤ（心的外傷後ストレス障害）は、つらい記憶が心のダメージとなり、ふだんの生活の中でも強い恐怖を感じたり、不安や緊張状態が続いて眠れなくなったりしてしまいます。

これまで想像もしていなかった危険に遭遇したことで、脳の危険察知機能がよりいっそう警戒を強め、危険を察知するために必死で働こうとします。道を歩いていたら、上から看板が落下してくるのでは？　階段で、人が足をすべらせて自分のほうへ落ちてくるのでは？　ホームで電車を待っていたら、後ろから人に押されるかも。エレベーターのワイヤーが切れて落下したら……etc.

この症状を起こすと、あり得ないようなことまで脳が警戒し、「階段は大丈夫？」「この道路は安全？」「エレベーターは危ないのでは？」などと、ふだん考えないようなことまでサーチして提案をしてくるのです。

こうなると、脳の危険察知機能は際限なく範囲を広げてやりたい放題。放っておくと、脳は危険ばかりを追い求め、マイナスだけを見ていきますから、どんどんマイナス思考に陥ってしまいます。そのため、日常生活にも制限がかかってしまうのです。


（その状態から回復する一つの方法として、）脳の提案の一つひとつに対して、例えば「ありがとう。脱線なんかまずないから大丈夫」とか、「上の人はしっかり階段を上っていて、落ちてこないから大丈夫」などと不安を安心に変えていくうちに、だんだん通常の脳がサーチする範囲くらいまで戻ってくる場合が多いです。

ちゃんと自分と向き合って、脳が言ってくることに対して、「大丈夫。それはない」と一つひとつ消していく、というものです。こうして、過敏になっている恒常性維持機能を落ち着かせ、解除していくのです。

ＰＴＳＤの症状がある自分を俯瞰（客観視）している自分がいて、不安にひとつずつ対応して見て下さいね。

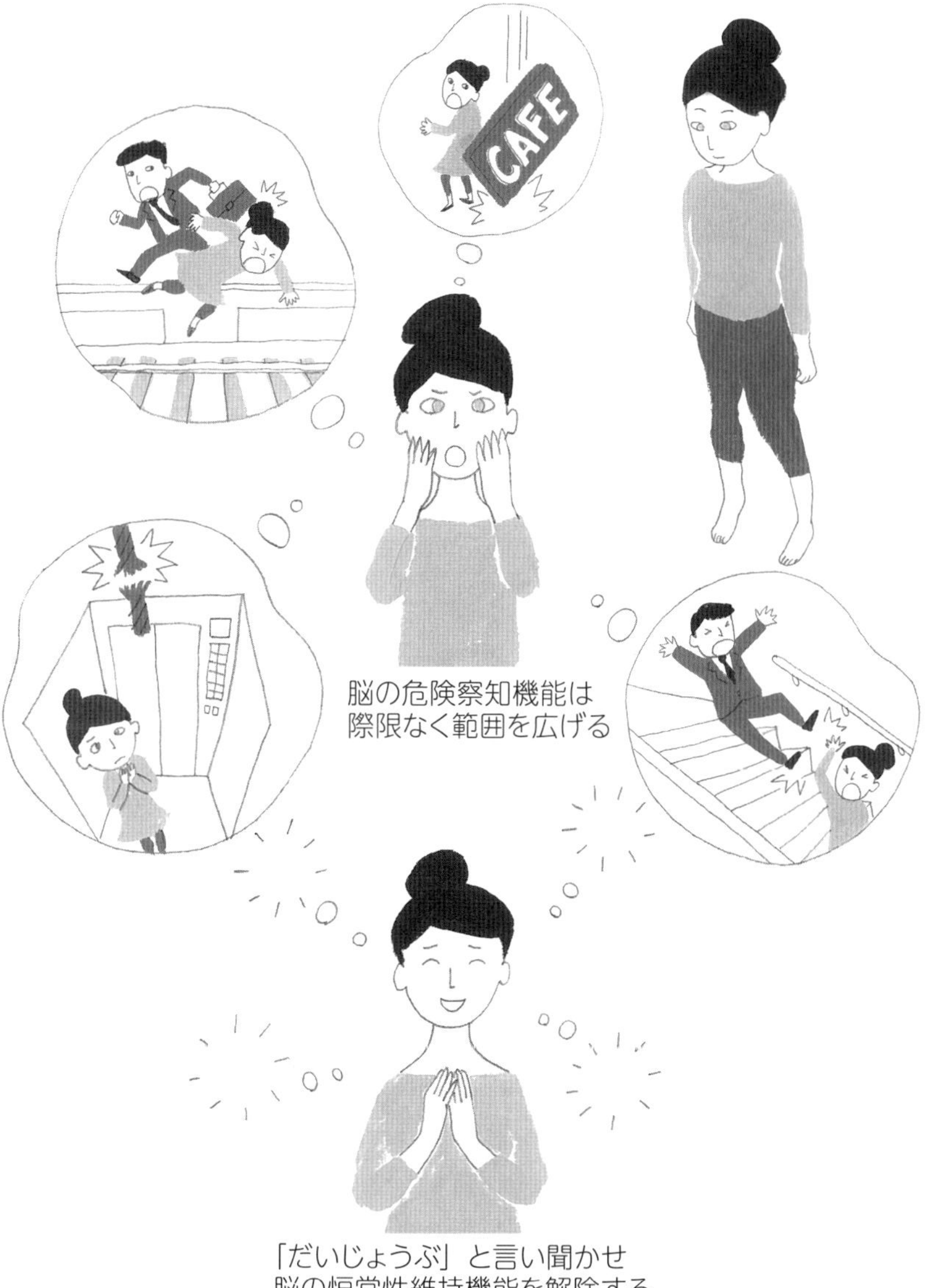

「だいじょうぶ」と言い聞かせ
脳の恒常性維持機能を解除する

自分を俯瞰（客観視）することで、堂々巡りしている自分に気づいたときには、恒常性維持機能を野放しにせず、瞑想によって自分で思考をコントロールできるようにすれば、あなたの人生は大きく変わります。

不幸のサーチ機能は常にターゲットを探しています。「私は不幸」と判断すれば、すぐに、その原因を探しに行きます。「あれさえなかったら…」「不幸なのは、アイツのせい」などと怒りの感情を選択する前に、自分の思考をギュッとつかむことです。

それには、自分自身に対して、イヤな過去を「感謝」へ変える質問をしてみましょう。例えば、「財布を落としちゃったけど、丁度良かった！そうこなくちゃ！　待ってました！　面白くなってきた！（ありがたい。それはなぜ？）」と。

思考は堂々巡りをしていても、他から問いかけがあると、優先的にそちらの答えを探しに行きます。無茶ぶりとも思える質問にも、思考は屁理屈だろうが、いい加減だろうが何かしら答えを見つけようとします。

「なぜ丁度良いの？」「なぜそうこなくちゃ！」という問いに、答えが見つからずに戻ってきてしまうことがあっても、何度でも同じことを聞いて、原因を探しに行かせるのです。このとき、思考は〝今ここ〟に集中しています。これが、心の修行です。

慣れないうちは、よい答えが見つからないかもしれませんが、答えのよしあしは問題ではありません。今の思考に集中すること、一方通行だった思考が走る方向の解釈を変えることが大事なのです。

――コラム――

喪失感からの脱却

「○○ロス」という言葉をよく耳にしますが、かけがえのない人や大事なものを失った悲しさ、寂しさが混ざった喪失感は、なかなか埋めることが困難です。

それは、二度と取り戻すことができない、ほかでは代替できないものであり、折り合いをつけようにも、どうつけたらいいのか答えが見つからないものだからです。心理学でも、今あること、手に入れたことはすぐに忘れても、失ったこと、やらなかったことなどは、いつまでも心に残ってしまう（ものです）と教えています。

でも、取り戻せないことをいつまでも思い続けても前には進めません。失ってしまった事実を変えることはできませんから、自分が変わるしかないのです。自分が成長して、起こった事実の解釈を変えるのです。

失ったのではなく、次のステップへの足がかりをもらったのだと考えることです。例えば、彼は去ってしまったけれど、本当に幸せになれる結婚相手とめぐり合う第一歩だった。思い切って買った数十万の時計を失くしてしまったけれど、今度は何百万の時計を買う自分になる！　など。

後々「あのロスがあったから、こうなれた」と言える自分になれるよう、それをバネに頑張ることです。そうすれば、そのロスは不安やストレスにならずに、自分の糧になります。あるいは、武器にもなります。

私は会社を失いましたが、あの倒産があったから、今の自分がいると思っています。つらいことがあったときは、「これは、自分へのテスト。オレはどうしろ。どう考えろと言われているのか？」と捉えるようにしています。そうすると、気持ちがちょっと上を向けるのです。

第4章

「無意識」は怒りを最も選択する

～生命を守りたいという「欲」の働き～

無意識とは五感情報を記憶にまとめたもの

2章で少し触れましたが、潜在意識、つまり無意識は、見る、聞く、味わう……など五感で感じたことが意識によってまとめられ、収納されているところです。感覚器官で感じとった情報が、記憶という無意識に落とされています。

ですから、「無意識」と言っても「意識がない」ということではなく、「無意識」という意識であり、自分でコントロールしている感覚はなく、自動的に働いている意識なのです。

例えば、キンモクセイの香りをかいだとき、中学生の頃の初恋を自然に思い出し、ちょっと切ない気持ちになります。これは、初恋の相手とデートをしていたとき、どこかから漂ってきたキンモクセイの香りに、そのときの情景を紐づけて記憶されているのです。

また、冷たいペットボトルを手にしたとき、思わずタオルでくるんだとします。これは無意識の行動ですが、過去に、冷えたボトルが結露してぬれたのを五感で感じたこ

無意識のはたらき

目的：自動的にはたらく選択機能を知り自らの意思で選択する

赤い果物はと聞かれると何を想像しますか？

自分の太い幹となるものと
紐付けしてくる。

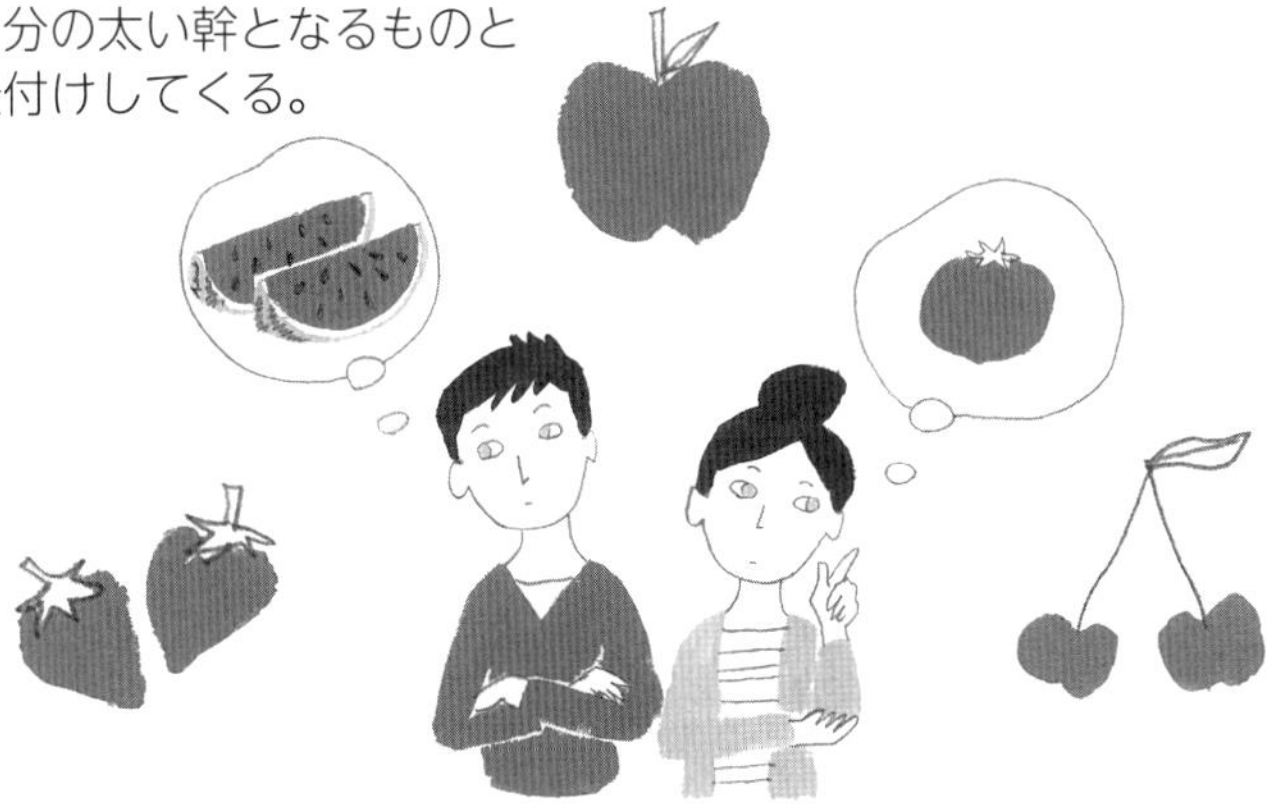

「無意識」が今の出来事と自分の中にある情報と勝手に紐付けしています。現在何か出来事があった時に、その移行されてきた「無意識」に収納されてる記憶の中から現在の出来事に一番近い情報がひき上げられているということです。

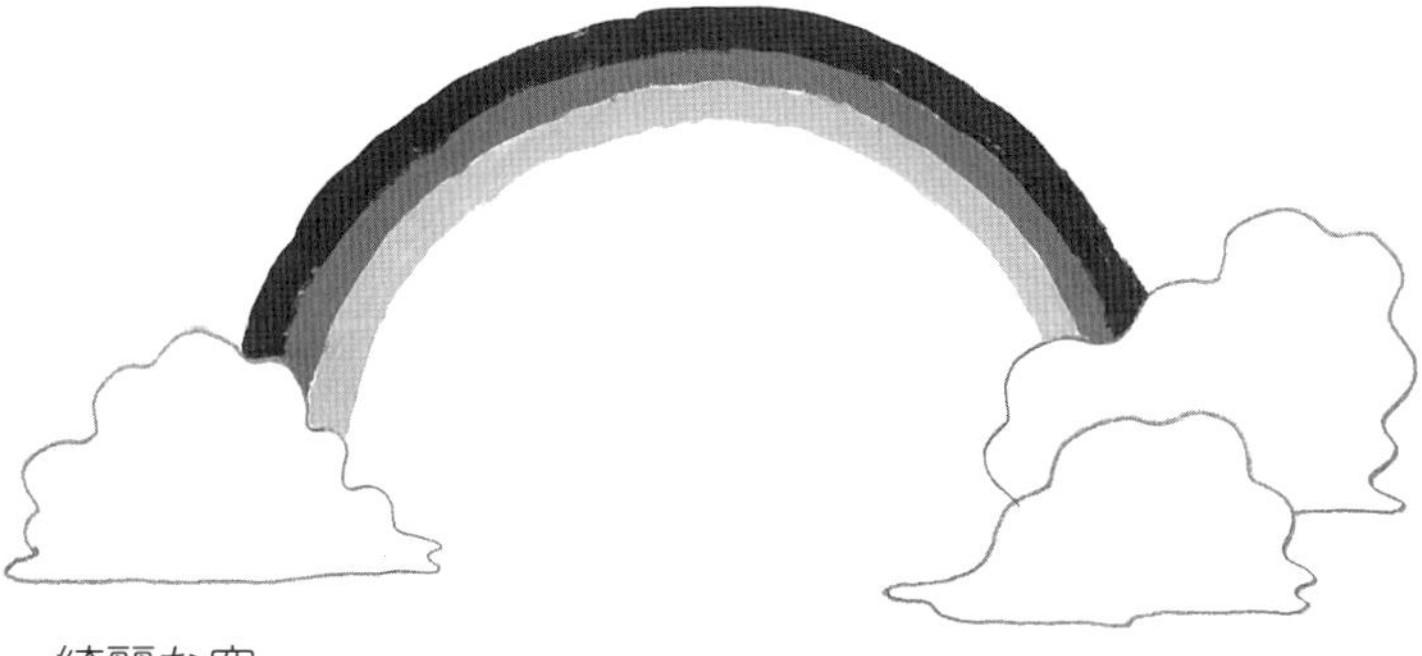

綺麗な空
どこかいきたい

紫外線きつそう

とが、収納されていた無意識から上がってきて、こういう行動となって現れたものです。無意識にやったというより、無意識がそうさせたのです。

ということは、経験が豊富な人ほど無意識の領域が大きくなります。そのようなデータの蓄積がないのが赤ちゃんです。

子どもの頃は、まだ無意識の領域がとても小さく、そんなときに、親から「情けない子」とか「こうでないとダメ」「男らしく……」などと言われ続けると、それがしっかりとロックオンされてしまいます。その結果、「どうせ私なんか……」「無理に決まっている」などとネガティブで、自信のない人になってしまうことが少なくありません。

例えば、サーカス小屋の外に大きい杭を打ち、子象の足につけた紐を結びつけます。子象の力では、とても杭を抜くことはできず、紐がピンと張ったら、もうそれ以上遠くへは行けません。

やがて子象が成長し、体重が2t、3tくらいまで大きくなって、杭など軽く抜けるようになっても、紐がピンと張ってきたとたん、「これ以上は無理……」と、それ以上は行かないそうです。子象のときに無意識に刷り込まれた記憶が、新しいことを拒むのでしょう。

子どもの安全のためにと、親の恒常性維持機能が働いて「それ以上はしちゃダメ」「人と違うことしたらアカン」などと言っているつもりでも、子どもの可能性を奪ってしまうことは少なくありません。

中には「私、信用されていないのね」と思う子どもも出てくるし、「何でやりたいと思うことをやらせてくれないんだ」などと反発する子どももいるでしょう。

あなたの行動や人格をも左右してしまう無意識。この特性を知り、うまくコントロールできるようになりましょう。

「無意識の意識化」で怒りを選択しない

財欲、名誉欲、食欲、色欲、睡眠欲……人間には五欲があると書きましたが、これらは生命を守りたいという生存欲求で、誰もが持って生まれた本能です。

この五欲は、常に意識化されているものではなく、ふだんは無意識の中に収まっているのですが、お腹がすいたと感じれば、ムクムクと食欲が頭をもたげてきて、意識化されてきています。

例えば、「今日は仕事に行きたくないな〜」と思ったら、睡眠欲が意識化されて上がってきていますし、「きれいなお姉さんとおしゃべりしたい」と感じていたら、色欲が意識化されているなど、そのときどきで強く感じる欲望は入れ替わっています。

そして、欲が意識に上がってきているとき、これを妨げられると、怒りの感情がもっとも現れやすいのです。

「お腹ペコペコだぁ。買っておいたおにぎり食べよう」と思ったとき、「あ、あれ食べちゃった！　買ってくれば」とか、「食べる前に、これ終わらせて」などと言われたら、カチンとくるのではないでしょうか。あるいは「何で食っちゃうんだよ！」と、怒りをあらわにしてしまうかもしれませんね。

この場合、食欲を妨げられたことで怒っていると思うように見えますが、実は、自分で瞬間的に怒りを選択しているのです。食欲を妨げられたという事象が起きたことに対して、無意識がデータベースの中から選び出した情報を意識の領域に上げ、それを感じ取ったのが〝怒り〟の感情なのです。

無意識の働きにまかせておくと、怒りの感情を選びやすくなります。怒りは悪因をまいてしまうことになりますから、気をつけないといけませんね。

無意識の構造

「無意識」とは、意識がないという状態ではありません。五感によって得られた情報が意識で統一されて、記憶という「無意識」におとされています。意識でまとめられた情報の蔵のことです。

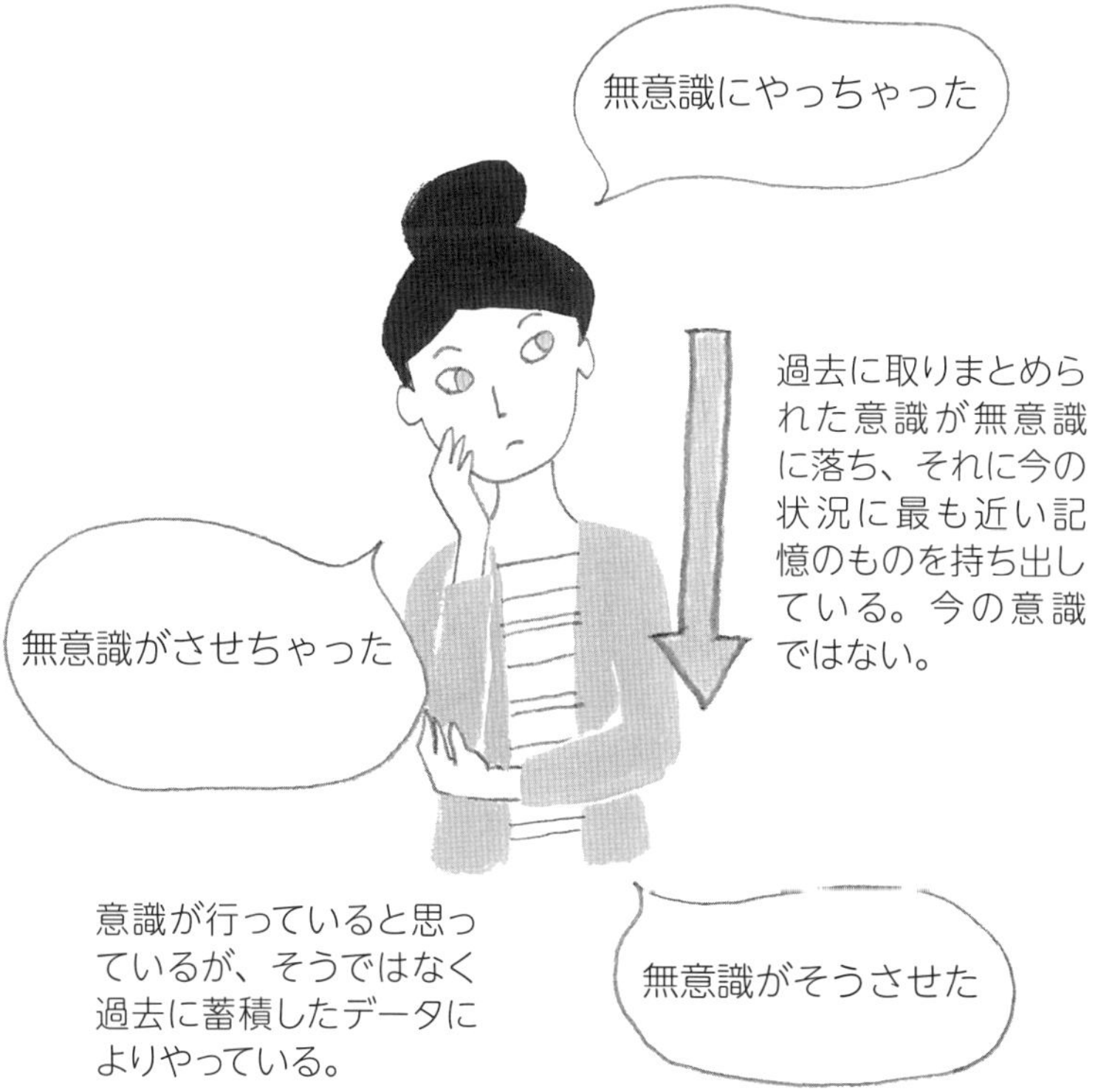
無意識にやっちゃった
過去に取りまとめられた意識が無意識に落ち、それに今の状況に最も近い記憶のものを持ち出している。今の意識ではない。
無意識がさせちゃった
意識が行っていると思っているが、そうではなく過去に蓄積したデータによりやっている。
無意識がそうさせた

この自動的に行われている無意識の情報選択を、自分の意識によって、自分が望む情報を選ぶことができれば、怒らずにすむことが可能です。

2章で、怒りは「不安」や「期待」などの二次感情という話をしましたが（53ページ参照）、怒りが出る前に、無意識の中にある不安や期待などの一次感情を意識することで、自分の感情を取捨選択することができるようになります。

このように、無意識の情報選択を放置せず、自分の意識によって自分がなりたい感情を選択することが「無意識の意識化」です。自分を冷静に、俯瞰（客観）的に見る視点が必要ですが、訓練次第でうまくできるようになります。

無意識の特性とは？

無意識をコントロールするためには、その特徴を知っておく必要があります。無意識にもいろいろな意識がありますが、コントロールするのは心の領域です。

例えば、心臓がずっと全身に血液を送ったり、肺が呼吸を行ったり、筋肉が身体の各器官を動かしたりしているのは無意識の働きですが、これらは、コントロールしてはいけない無意識と言えます。

　これらを自分で意識的にコントロールするとなったら大変ですからね。「心臓、動け！」と命じないと心臓が収縮しなかったら、生命の危機⁈　それも四六時中、あちこちの器官を動かすことを気にしていないといけなくなります。


　心の中の無意識は、何度も書いている通り、五感で感じたことが意識でまとめられ、収納されています。

　この無意識の特性のひとつに、主語がわからないということがあります。

　例えば、あなたが「あの人、嫌い！」とか、「アイツ、ダサい」などと思って口にすると、無意識は主語がわかりませんから、「嫌い」「ダサい」のは、あなた自身のことと解釈します。その感情がデータとして、無意識に収まってしまうのです。

　ですから、人の悪口ばかり言っている人、人の欠点ばかりを見ている人は、だんだん自分自身が嫌いになってしまいますので注意が必要です。

　自分を好きになるためにも、ふだんから人のことをどんどんほめてみましょう。

「○○さん、やさしくていい人」「△△さん、頼りになるよね」等々、無意識に収めていくと、あなた自身がそんな魅力的な人になれるはずです。

他人への中傷は、自分への中傷と一緒です。そして、何より他人への称賛も、自分への称賛と同じです。それなら、中傷するより称賛するほうが気持ちがいいですよね。

また、相談に来られる人の中には「私、ひとりぼっちなんです」と悩んでいる人も少なくないようです。こういう人は、無意識のこの特性をうまく利用してください。日頃から、自分自身に「お帰りなさい」「お疲れさま」「大変だったね」「頑張ったね」などと声をかけていると、他から自分に向けられているものと認識され、前向きな気持ちになれることもあります。

女性は、落ち込んでいるとき、甘えたい気分のときなど、頭を軽くポンポンとされるのが好きですが、これをプラスしていくとなおよいかもしれません。ほかの人からされているような気がして、とても効果があります。ポンポンとする手に意識を集中して、後頭部をやさしくたたいてあげましょう。優しい言葉と一緒になって、脳の細胞にちゃんと伝わります。

無意識は否定語がわからない

「高めの球は振るな！　高めは振っちゃダメだ！」

監督、コーチが大きな声で指示を出しているのに、選手はまるで耳に入っていないかのように、どんどん高めの球に手を出し、空振り、凡打を重ねています。

私は、かつて高校球児でしたが、今でもたまに弟が監督をしている少年野球チームの試合を見に行くことがあります。

これは、ある大会の準決勝でのこと。弟のチームは、7回3対1とリードされていました。相手ピッチャーは勢いのある球を投げていて、多少ストライクゾーンを外れていようが、選手はバットを振ってしまい、うまく捉えられずにいました。

イライラがつのるベンチの様子が見てとれます。

私は弟のすぐ後ろに回って、「高めは振らせたくないんやろ？」と聞くと、リードされて熱くなっている弟は、「よけいなこと言わんといて」と素っ気ない。ちょうど選手たちが守備を終えて帰ってくるところだったので、「帰ってきたら、〝高めを振るな〟って言うなよ。〝低めを狙え〟って言ってみ……」とだけ伝えました。

直後の攻撃から、形勢は一変。フォアボール、フォアボール……が続いて満塁に。相手ピッチャーがたまらず、スピードを落としてストライクを取りに来たところをカーンと一発、あっという間の逆転劇でした。

弟は「何のマジック？」とばかりに驚いて私の顔を見ていましたが、マジックでも、たまたまうまくいったわけでもありません。無意識の特性をうまく活用しただけのことです。これを知っていれば、思考をコントロールすることが可能になるのです。

というのは、無意識は「主語がわからない」ということに加えて、「否定語」がわからないという特徴があります。

この試合の例では、「高めを振るな」と言われても、無意識には「振らない」というのがわからない。なので、「高め」、「振る」という言葉だけが伝わって、無意識に高めを振ってしまっていたわけです。

特に、小学生たちの意識はとても素直でピュアです。「低めを狙え」は、ものの見事に効いて、高めには全く手を出さなくなりました。

また、例えば「遅刻しないように来てね」と言われても、否定がわからない無意識には、「遅刻する」ということだけがフォーカスされて刻まれてしまうのです。

その結果、遅刻は避けてほしかったのに……と言うか、普通にちゃんと間に合って来てくれればよかったのに、逆に、かえって遅刻をしてしまうということが起こりがちです。

指示をするのは、否定形でなく肯定形で——これが鉄則です。

「お茶をこぼさないように運んでね」でなく、「上手に運んでね」とか「ていねいに運んでね」。自分に対しても、「ダイエットだから、8時過ぎたらご飯は食べない」ではなく「8時までにはごはん食べちゃおう！」と言い聞かせるようにすることです。

無意識は時間がわからない

無意識のもうひとつの大きな特徴として、時間、すなわち過去、現在、未来がわからないということがあります。

例えば、何年も前の悲しいできごとを考えているうちに、どんどん悲しい気持ちになってくることがあります。これは、無意識には時間がわからないため、その悲しいことを今のことと感じ、今の自分が悲しんでいるのです。

以前、相談に来られた人が、「私は父がどうしても許せないんです」と言っていました。本当に大変な確執があり、緊迫した状況に陥っているように思えたのですが、よくよく聞けば、その父親は10年も前に亡くなっているというのです。

どんなに過去のことであっても、無意識は今のことと感じますから、いつまでも過去に囚われてしまいます。本当の今を生きることができなくなります。

例えば、友人に意地悪をされたことが忘れられず、「アイツむかつく！」と思ったら、今のあなたが腹を立てています。何も今、過去のことまで、悪因をまくことはないのではないでしょうか。

また、これも相談に来られた人の話ですが、「私、きっと結婚もできないで、寂しく孤独死するんだわ……」と、心配しているのです。20代の彼女が、何で60年以上も先のことを……と、唖然としてしまいました。

どんな先のことだろうと無意識にはわかりませんから、今、不安で不安で仕方がなくなっているのですね。何だか、今という時間がもったいないような気がしませんか。

身体は今にいるのに、思考を過去や未来に飛ばしてしまうと、無意識の働きで今の心が過去や未来の感情になります。心にとっては、すべてが今のことなのです。

子どもの頃、遠足の前日にワクワクした経験があるでしょう? 遠足は明日なのに、無意識が今の心をワクワクさせているのです。

どうせなら、1年後、海外旅行に行くことにして、あと365日間ワクワクする……というふうに、無意識の特徴を、上手に使ってみましょう。

また、気持ちは「接続詞」に表れる、という特性もあります。

例えば、「昨日暑かったね。でも、1日うんと楽しんだ」と言うと、接続詞の〝でも〟がフォーカスされ、暑いのはイヤ……と無意識に収められます。それなら、「暑かったね。それで、海へ行って楽しんだ」と言えば、無意識にはよい印象が記憶されます。

接続語を使うなら、「でも」「しかし」「だけど」など否定を表す接続語を避けて、「それで」「だから」「そして」などのように、肯定や、内容がそのまま進むような接続語を使うようにするとよいでしょう。

―コラム―

願いを叶える「21日間習慣化の法則」

何でも21日間続ければ習慣になるという「21日間習慣化の法則」について述べましょう。

姿勢の改善のところでも触れましたが、恒常性維持機能を利用したこの法則は、例えば自分の願いを叶えたい、何かが実現するように祈りたい、というときにも使えます。

方法は簡単で、自分の願いを21日間毎日ノートに書き続けるだけです。私も、そのときそのときでいろいろなことを書き続けて、80%くらいは叶っています。

例えば「お金持ちになりたい」という願いがあるとします。

「今、幸せです。すべては順調です。これからもっとよくなります。そう思える素晴らしい人間です。

私は2020年までに年収○千万円を達成しました。○○の施設を作って皆と一緒に楽しく過ごしています」

こんなふうに毎日書きます。ポイントは、「～になりたい」「～したい」ではなく、「～になった」「～を達成した」と過去形で書くことです。「～したい」と書いて念じると、潜在意識の中で、「まだ～していない」、例えば「まだ貧乏な」、『まだ不幸せな」自分がフォーカスされ、潜在意識に収まってしまいます。

それと、自分だけの願いでなく、共存と調和を願うことが、より叶いやすくするポイントになります。これは、各自の無意識（潜在意識）の下にある集合的無意識（45ページの図参照）に働きかけることで、よい波動が広がります。

よい波動を出すと、よい波動が返ってきます。〝お金持ちになりたい〟波動を出すと、貧乏な波動が返ってくるし、〝病気を治したい〟波動は、治らない波動を引き寄せます。〝お金持ちになった〟波動、〝病気が治った〟波動を出すことが大切です。

本当に叶えたい希望があるとき、ぜひ試してみてください。

第5章

「心の冷え」を取れば全てうまくいく

～心のゆがみが身体の不調を呼んでいる～

その不安の原因は、実は冷えだった

こんな心理学の実験があります。

針金で作った大人のサルの模型が二つ。一つは、中に電球を入れて温かくし、もう一つには、お乳が出るしかけを作って備え付けました。この模型の中に、それぞれの子ザルを放しました。

最初は、どちらの子ザルも怖くて走り回っていましたが、しばらくすると、電球が入っているほうの子ザルは、身体を寄せるように模型に密着するうちに、落ち着いた様子を見せるようになりました。

一方、お乳の出るしかけがあるほうは、子ザルは当然お乳を飲みに行くかと思えば、まったくお乳を飲むことなく、変わらずにずっと走り回っていたそうです。

子ザルにとっては、飲食よりも、温かさを感じるものに安心感を持つということがわかりました。お腹よりも温もり……お腹を満たされることよりも、肌感覚に伝わる温かさは、心を安らげてくれるのですね。

この本能は、人間も同様です。

いつも親が忙しく、テーブルの上に置かれた1000円で晩ご飯を買って食べなければいけない子どもと、あり合わせでチャチャッと作る簡単なものしかなくても、温かなご飯を親と一緒に食べられる子ども、親とスキンシップをしている子どもは、心の安らぎに差があります。温かさに飢えた子どもは、いつも不安を抱えていることが多いようです。

不安は、放っておくと怒りという二次感情に変わります。怒りの感情ばかり選ぶようになると、いわゆる〝キレやすい子〟になる可能性もあるでしょう。

このように、心身が冷えると不安を感じるようになりますし、不安があると心身が冷えてきます。

〝冷えは万病のモト〟などと言われますが、日本人の平均体温は、半世紀前の36・8℃と比べて1℃近くも低くなっています。体温が36℃を切ると、排出機能は低下、自律神経に変調をきたしやすくなります。さらに、35℃前後でガン細胞がもっとも増殖するというデータもあります。

血行の悪さが冷えを引き起こすことはよく知られていますが、血の巡りが悪いと、酸素が身体のすみずみに行きわたらなくなって体調を悪化させます。また、自律神経のバランスを乱し、心の不調も起こしやすくなります。

こんな状態が続くと、身体の恒常性維持機能が盛んに働きますから、不調の堂々巡りに拍車がかかり、元気を取り戻すのがますます困難になってしまいかねません。

「ゆがみ」をなくして不安をなくそう

身体のどこかにゆがみがあると、あちこちに痛みが出て身体は硬くなるし、血の巡りも悪くなります。そうすると、「私、大丈夫かな。どこか悪いのでは?」と、だんだん不安になってきます。

こんな場合、整体を受けたり、ストレッチを行ったりして身体がゆるむと、痛みがとれ、不安も解消されます。私の整体院でも、そんな患者さんがほとんどです。

イライラしたり、落ち込んだり、心配ごとが頭から離れなかったりといった不安は、脳の恒常性維持機能が働いていることでもあります。ただし、過度に働き過ぎると、心がゆがんでしまいます。

心のゆがみは、脳幹がいろいろなストレスによってゆがんでくることです。脳幹は大脳を支える幹のような部分で、大脳と脊髄を結ぶ大事な役割を果たしています。この脳幹の上には欲望を司る本能脳があり、大人の場合は、この上に理性脳があります。欲望が強くなると、本能脳と理性脳の間で摩擦が生じ、それが圧力となって脳幹を攻撃し始めます。これがストレスですが、この圧力によって脳幹がゆがんできます。

脳幹がゆがむと、不眠やうつ、過呼吸ほか、いろいろな症状が現れます。脳幹は脊髄とつながっていますから、脳幹のゆがみは、脊髄沿いから全身に張りめぐらされている自律神経に伝わり、これが変調をきたすようになるのです。

特に交感神経が優位になり、緊張した状態が継続すると、さまざまな身体的な症状が現れることがあります。また、ストレスは怒りの感情として爆発しやすくなります。

身体のゆがみは、肩や首、背中の筋肉をほぐして緊張感をとってあげると、身体がゆるんでらくになります。でも、心がゆがんでしまっていると、一時的には緊張がとれても、また緊張してしまいます。

心が冷えている場合には、脳幹のゆがみを解消してやれば、不安を消すことができます。そのためには、ストレスをなくすことです。ただし、これは非常に難しいことで、ストレスをなくすのは、ほとんど不可能と言ってもよいでしょう。

ストレスがなくならないなら、解釈を変えることです。不安を感じるようなことも、ストレスにならないように思考を変えてみればいいのです。

イライラや不安を引き起こしているのは相手のせい。相手が変わってくれれば、謝ってくれれば……などと思っていては解決にはなりません。誰もあなたのごきげんなどとってはくれません。自分のきげんは、自分でとるしかないのです。

解釈を変えること。これが、不安を消し去る確実な方法と言えます。

すべてを人のせいにしていないか

「あのとき、あの子が余分なことを言わなければ……」

「上司の指示通りにやったのに……」

「アイツが陥れたんだ」

ものごとがうまくいかないとき、人は原因を他人や状況のせいにしがちです。

でも、うまくいかない原因を他人のせいにしているうちは、あなたは何をやってもよくなることはないでしょう。

うまくいかなかったことは、すべて自分のせいと思いましょう。自分がまいたタネが、その結果を招いている、ということはすでに書きました。

因果の法則のところでもお話した通り、ものごとは未来から今へ、あなたに向かってベルトコンベアーのように流れてきます。そのコンベアーはあなただけのもので、他の人のコンベアーとは決して交わることはありませんし、よそから何かを投げつけたり、妨害したりすることはできません。

すなわち、あなたが今、受け取っている出来事はすべて、他の人や状況、環境が運んできたわけではなく、紛れもなくあなたが起こしたことです。自分自身から発信していることなのです。

私の整体院に、音叉が置いてあるのですが、叩いて音を出すと「コーン」と、440hzの〝ラ〟の音がします。音叉を二つ離れたところに置いて、こちらを鳴らして、すぐ手で握って止めても、離れたところにある音叉が共鳴して「コーン」と鳴って返っ

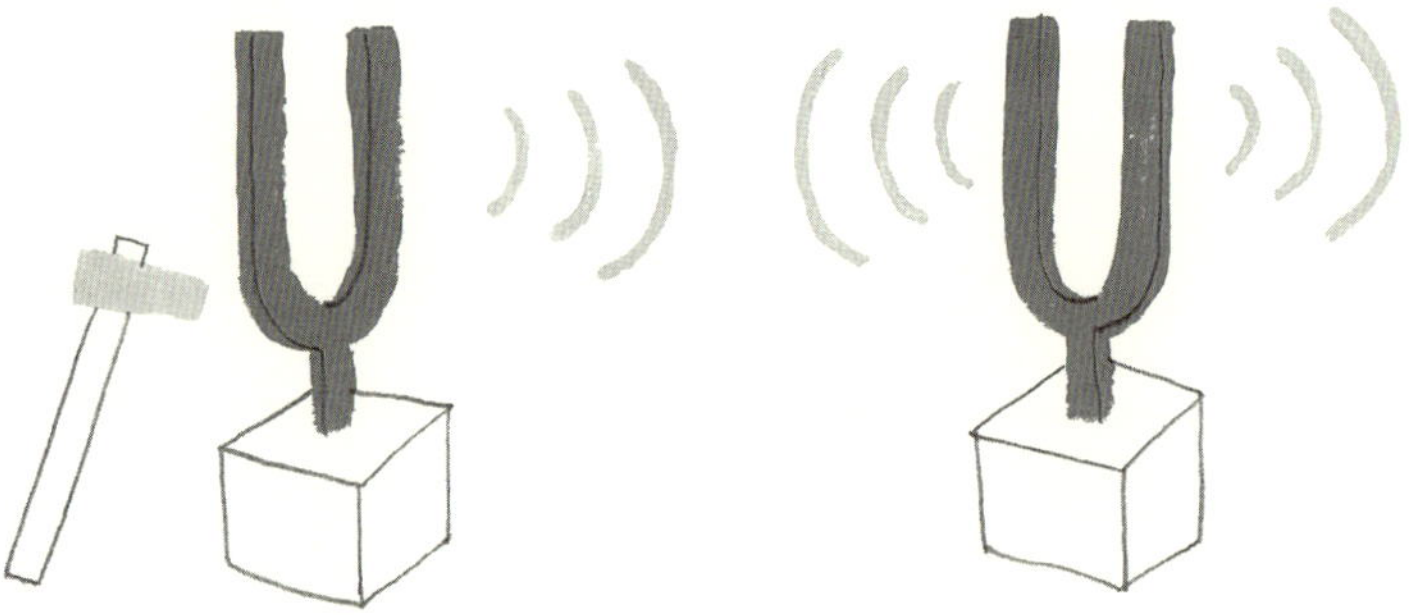

心の周波数は音叉のように、思った通りに返ってくる

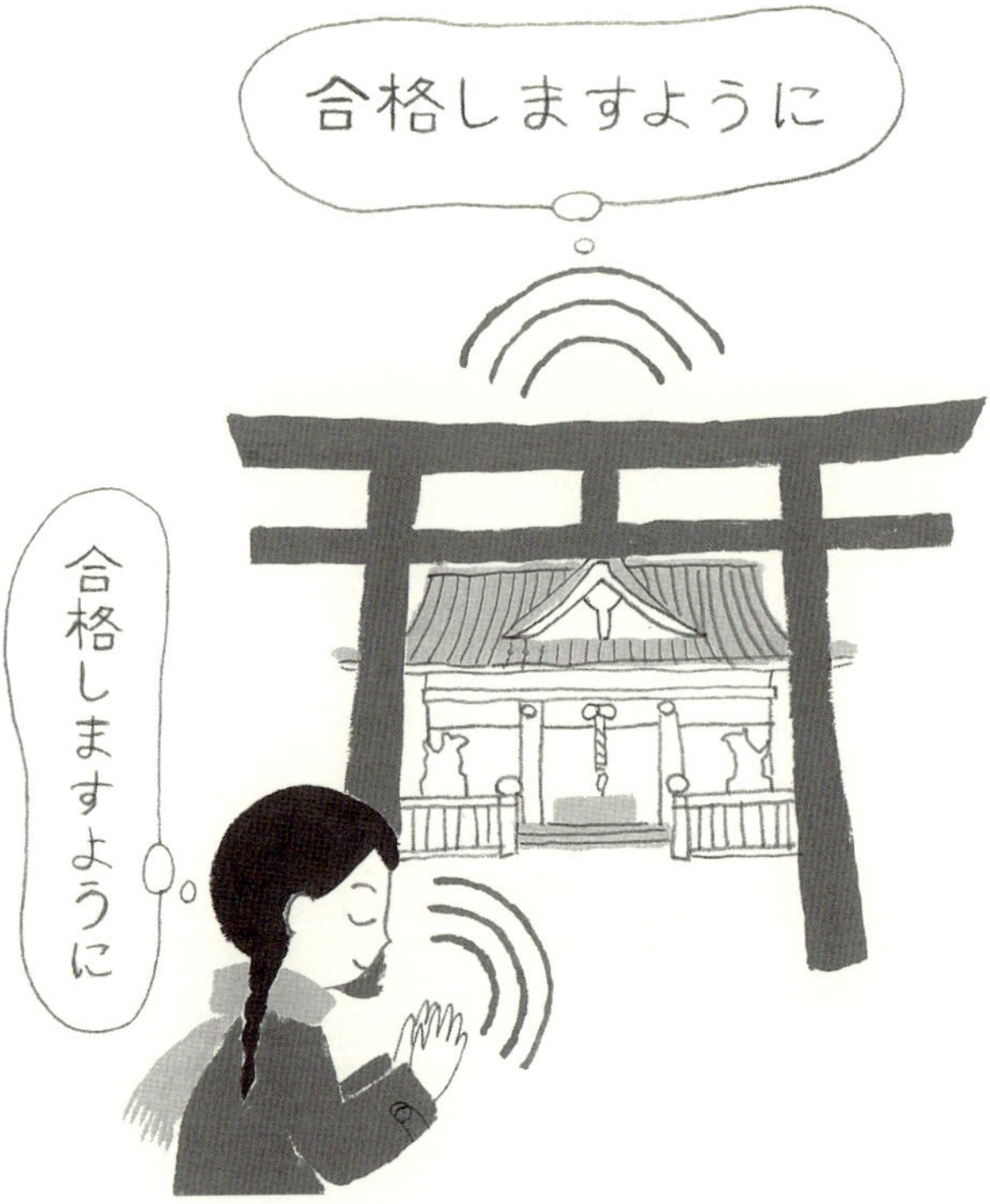

てきます

ものごとがうまくいかない……という状況は、これに似ている気がします。「うまくいかない」という周波数を出すと、「うまくいかない」と返ってきます。

たまに、患者さんに「治りたいと思っているでしょ？」と聞くのですが、ほとんどの人が「治りたい」と答えます。でも、「治りたい」という周波数を出すと「治りたい」と返ってきますから、なかなか治りにくいのです。

「治りたい」というのは、今苦しんでいるから治りたいのであって、痛みやツラい症状がなければ「治りたい」とは言いませんね。お金持ちの人は、「お金持ちになりたい」とは言いません。

また、神社で「合格しますように」とお祈りをすると、「合格しますように」が返ってきます。これでは、痛みに苦しんでいる自分、貧乏な自分、合格できない自分がフォーカスされてしまうだけです。

「治りたい」「合格したい」でなく、「治った」「合格した」と言い放つのが、うまくいくコツなのです。

うまくいかなかったことも、「アイツのせい」でも何でも、「うまくいかない」周波数ばかり響かせていると、いつまで経ってもうまくはいきません。うまくいきたければ、人のせいにするよりも、うまくいくタネを自分でまくようにすることです。

何でも人のせいにして、恒常性維持機能の堂々巡りにはまってしまうと、心身のゆがみを引き起こすもとになるだけですので、ご用心！

見方を変えれば爽快に生きられる

以前、首や背中の痛み、頭痛がひどくて来院していた30代の女性の話です。

施術中に少しずつ身の上話を聞いていたのですが、特に、彼女の母親と祖母が一緒にやっていたという商売のことが話題の中心でした。

祖母は、戦後すぐの慌ただしい時代からずっと商売を切り盛りしていたようで、それだけに、非常に強い人でした。娘、すなわち彼女の母親、それに彼女自身も「私の言うことを聞いていればいいの」と厳しく言われ続けたそうです。

そして、3度目の施術のときだったでしょうか。

「おばあさんやわ、原因は……。でも、おばあさんは一生懸命やってるだけなんで、悪くない。お母さんも、もちろんアンタもそう。誰も悪くないいんやけど、気持ちの表現の仕方がわからないだけ」

そう言いながら、恒常性維持機能のことなども話しているうちに、突然、彼女が泣き始めました。どんどん気持ちが高ぶっていったようで、嗚咽をもらしながら泣き続け、施術のときに顔にかけているタオルがビショビショになったほどです。

娘や孫にきついことを言うけれど、愛情を注いでくれた祖母のことは嫌いではない。でも、「どうしてわかってくれないんだろう」という思いがずっとくすぶり続けて、その気持ちの持って行きどころがなかったようなのです。祖母が嫌いで反発できれば、もっとずっとらくだったのかもしれません。

この涙は、まさに心の冷え、というか凍っていた心が溶けた瞬間だったと思います。心療内科などに通った経験もあるそうですが、それでもわからなかったモヤモヤの原因がわかり、スーッと腑に落ちたようでした。

これによって身体の不調もよくなり、彼女は通院の必要がなくなりました。「また何かあったら、おいで」と声をかけましたが、それ以来戻って来てはいません。わが整体院を無事に卒業されて行きました。

心身のどちらを起点に不安が生まれ、不調が生じるかは人それぞれです。

一般に、ピンチの状態にあるときには、人は構えたり、心が固まったり、ふさぎ込んだりという精神状態になります。「心がうまくいっていないな」と思ったら、身体からアプローチをしてみるのもよいでしょう。逆に、「身体がダメ……」と思うときには、心からアプローチしてみるのです。

特に、気持ちが下がっているとき、ピンチでふさぎ込みがちなときには、まったく逆のことをしてみる、という方法もお勧めです。

例えば、満面の笑みを浮かべてみるのはいかがでしょう？　大きなソファにふんぞり返って、ニコニコしながら「面白くなってきたぁ」と言ってみるのです。あるいは、無意識のコントロール法、「ありがたい！　それはなぜ？」と、自分に問いかけてみるのです。

こんな状況でありがたくも、面白くもないやろ……と思っても、こう問いかければ、脳が検索を始めます。ありがたい理由を探そうとします。そうしていると、脳は怒りやネガティブな感情に向かなくなります。ありがたいことを探そうとするのです。

起こっている状況は変わらなくても、自分が変わってきます。見方が変わってきますから、ふさぎ込んでいたのが改善されていくのです。

すると、改善された周波数が返ってくるようになります。「大丈夫?」「大丈夫」、「本当に?」「わからないけど大丈夫!」と、とにかくいい周波数を出すのです。すると、不思議とピンチを切り抜けられることになるのです。

――コラム――

心の不安、ストレスを取り除く1分間思考法

何かイヤなこと、気になることがあるときは、とにかく落ち込んでしまいがちです。何をしていても「イヤだなぁ」「どうしよう」というモヤモヤした思いが頭をもたげてしまいますね。そんなとき、「どうしよう」と考え込むのではなく、「ちょうどよかった」「こうでなくちゃ」と思ってみませんか。

例えば、彼にフラれてしまったら……。普通は「ショック」「私もうダメ～」と、落ち込んで何をする気もなくなりますよね。でも、ここはひとつ「フラれて、ちょうどよかった」と思ってみるのです。そう思って、その「よかった」理由を1分間書き出すのです。無理やりでもかまいませんから、とにかく書いてみましょう。

・もっとやさしくてイケメンな彼とめぐり合えるんだわ
・私のワガママに気づかせてくれた彼に感謝
・彼のバースデープレゼントを買う前でよかった。もう春、新しいスタートだ！

陳腐な理由、こじつけの理由しか浮かばなくても、どんどん書いていると、ガッカリな感情でなく、よい理由のほうに集中します。ネガティブなことはあったけれど、よい理由を考えるのに集中しているときは、そちらが気にならなくなります。心の中は、ポジティブな気持ちのほうが優位になっているはずです。

この思考が習慣化すると、不安や心配、イライラなど感情にまかせて発言したり、行動したりすることが少なくなって、心が落ち着いてきます。

第6章

「身体のゆがみ」は足の裏が作っている

～メガネがちゃんとおさまらないのは偏平足のせい！～

姿勢の悪さが冷えを呼ぶ?!

「身体のゆがみ」は心身を冷やし、さまざまな不安を引き起こします。それを放っておくと、心身が傷ついたり、病んだりすることがありますから、早めの対策が必要です。

身体がゆがむといえば、その原因として、姿勢が悪いことが考えられます。

例えば、背中が丸まった姿勢を続けていると、背中がいつも緊張状態を強いられると同時に、背中の筋肉が伸びて血の巡りが悪くなります。

こうなると、身体のすみずみまで十分に酸素が行きわたらなくなって冷え、痛みが出やすくなります。

ところで、ゆがんでいない姿勢、いわゆる「よい姿勢」とはどういう姿勢のことを言うのでしょうか。

そりゃあ、「気をつけ」の姿勢だろう——そう思われる人も、少なからずいることでしょう。アゴを引き胸を張って背骨を伸ばし、頭のてっぺんから足のかかとまでピンと伸びている姿勢は、確かにゆがんでいないように見えなくもありませんね。

身体のどこにも無理な力が入ってない「よい姿勢」

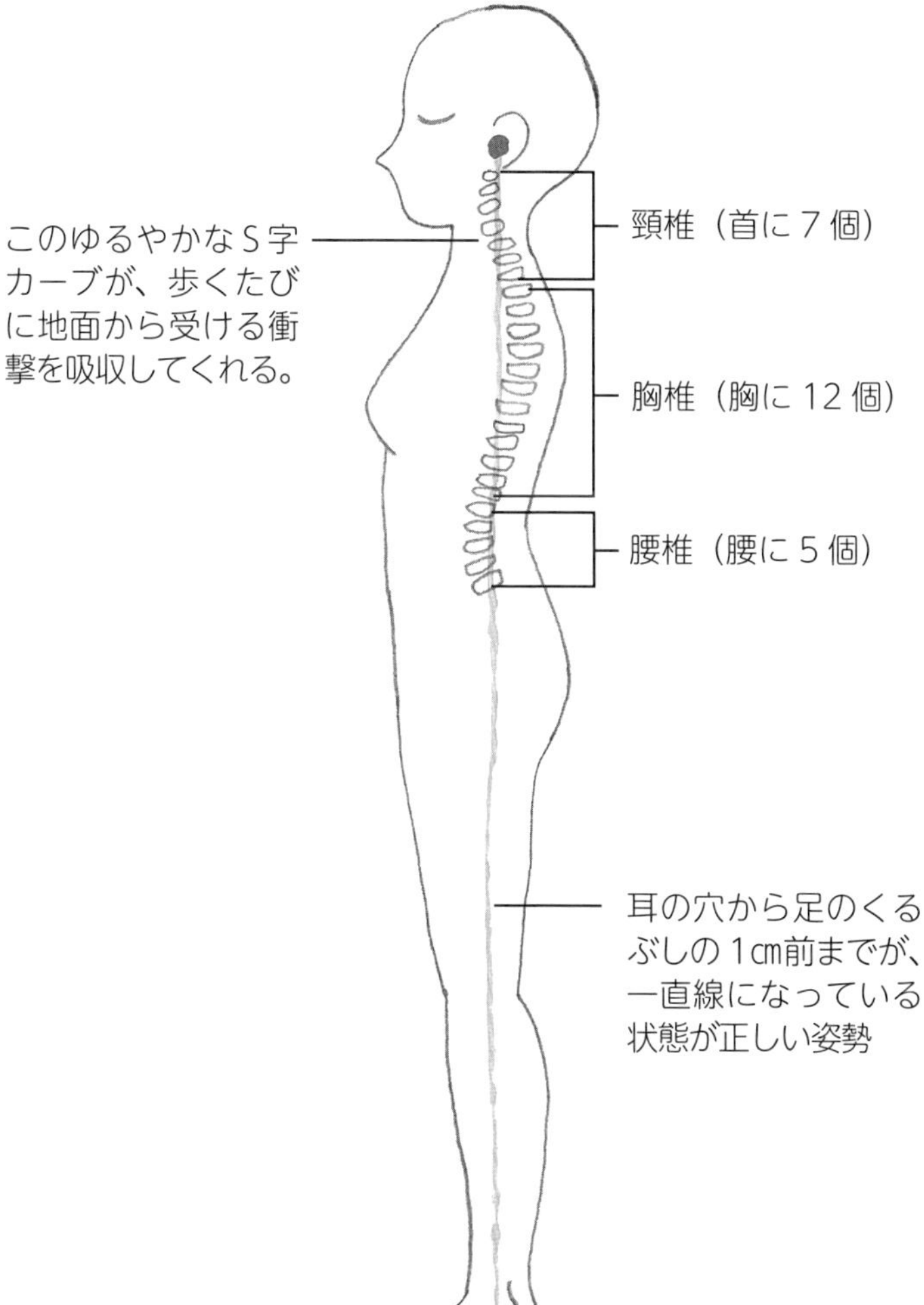
このゆるやかなS字カーブが、歩くたびに地面から受ける衝撃を吸収してくれる。
頸椎（首に7個）
胸椎（胸に12個）
腰椎（腰に5個）
耳の穴から足のくるぶしの1㎝前までが、一直線になっている状態が正しい姿勢

この姿勢は、肩に力が入っていたり、腰が反りすぎていたりして、必ずしも自然な姿勢ではないのです。

よい姿勢とは、**耳の穴から足のくるぶしの1㎝前までがまっすぐになっている状態**です。私たちの身体の中心でもある背骨は、首に7個（頸椎）、胸に12個（胸椎）、腰に5個（腰椎）の24個の骨が連なっています。その首と腰のところが、それぞれ軽くCの字にカーブしていて、つなげるとゆるやかなS字カーブを描いています。

このカーブが、歩くたびに地面から受ける衝撃を吸収して、身体に必要以上の負荷（体重の約5倍）がかかるのを防いでくれています。身体のどこにも無理な力が入らず、背骨が自然なS字カーブを描いているのがよい姿勢といえます。

猫背の場合は、背骨全体が丸まってしまって首や腰のカーブがなくなります。また、骨盤が後傾し、かかとに重心がかかるようになります。

この姿勢では、胸が縮んで肺に酸素が入りにくく、呼吸が浅くなります。背中は緊張し、必要以上に筋肉が伸び、血液が巡りにくくなります。血行が悪くなり、身体が冷えて固くなれば、痛みが出やすくなりますし、免疫力が下がって病気を発症しやすくなります。

悪い姿勢をずっと続けていると、身体はこれを記憶してしまいます。そして、身体の恒常性維持機能（ホメオスタシス）によって、今の状態をキープしようとする力が働くようになります。

4章の最後で紹介しました「21日間習慣化の法則」（102ページ参照）というのを実行してみて下さい。これは、何でも21日間続ければ習慣化するというものです。

悪い姿勢が習慣化されて身についてしまったなら、これを逆手にとって、姿勢を改善することです。身体のゆがみを修正し、よい姿勢を意識的に続けることで、それを無意識にできるようにしましょう。

よい姿勢が身につけば、恒常性維持機能がこれをキープしてくれるはずです。

健康の土台は足裏のアーチにあり

人が横になっているとき、体重の約25％が頭や背中などにかかっています。例えば、体重が60 kgの人なら、15 kgがかかっていることになります。

ところが、人が立っているときには、両足の裏に全体重がかかっています。二つの足のわずかばかりの面積で60 kgを受け止めているのですから、大変な負荷がかかっているわけですね。

全体重を支えている足の裏は、身体のもっとも重要な土台と言えます。いくら姿勢をよくして身体のゆがみを修正し、心身の不調を解消したいと思っても、この土台がしっかりしていなければ、本当にバランスのよい健康な身体を取り戻すことは難しいでしょう。

足には、28個の骨があります。左右それぞれにありますから、足だけで56個の骨があります。全身の骨は全部で２０６個ありますから、全体の１／４の骨が足首から下に集中していることになります。

何しろ、身体全体の重さをこんな小さな面積だけで支えている足なのですから、骨組みはがっしりとして強固でないと頼りになりませんからね。

強固なのは、骨が多いためだけではありません。足には、左右それぞれ三つのアーチ（弓型）があるのがポイントです。親指のつけ根、小指のつけ根、かかとの3点を結んだ3辺がそうです。この三つは、前後の揺れに対応する横のアーチ、横揺れに対応する内側のアーチ、斜めの揺れに対応する外側のアーチになっています。

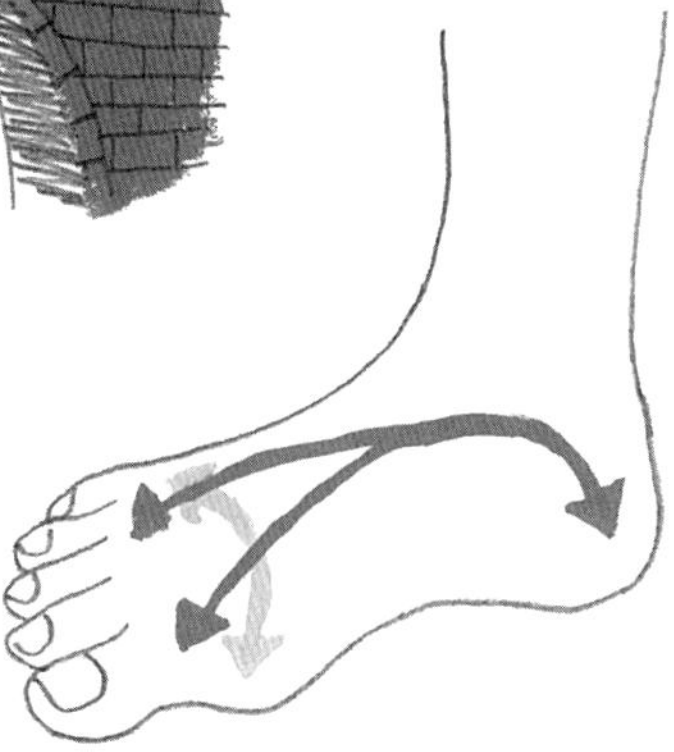

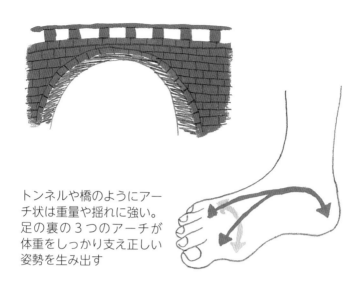

トンネルや橋のようにアーチ状は重量や揺れに強い。足の裏の３つのアーチが体重をしっかり支え正しい姿勢を生み出す

「アーチは、非常に強い構造をしています。橋を見ても、T字の普通の構造よりアーチの橋のほうが強く、揺れも少ない」と、友人の設計士から聞いたことがあります。

この三つのアーチが作り出しているのが、土踏まずです。この土踏まずが、歩くたびに地面から受ける衝撃を吸収しています。そのおかげで、衝撃が全身に伝わり、疲れやケガを引き起こしてしまうことから、身を守ってくれているのです。

ただ近頃では、土踏まずのある人が減っています。私は、整体院を始めて以来、偏平足でない人は数人しか見ていません。しっかりしたアーチがない……それが、身体のゆがみを生じ、いろいろな症状を引き起こしている要因になっているのではないでしょうか。

身体がひとつの建物だとすれば、足は土台、下半身は1階、骨盤は踊り場、上半身は2階で、顔はペントハウスといったところでしょうか。

この土台が整っていなければ、いくら上半身だけ、踊り場だけをリフォームをしても、しっかりとした建物にはなりません。姿勢の矯正、骨盤の矯正などとよく言われますが、身体のゆがんだ部分だけを治しても、土台がちゃんとしていなければ、またすぐにゆがみが生じてしまうはずです。

土台がゆがむと、上に行くほどゆがみが大きくなります。ほとんどの人が左右の目の大きさが違うのは、このためです。また、メガネをかけても、きちっと収まらないのは、偏平足によるゆがみが原因のひとつと思われます。

アーチを作ってパワー倍増！

身体を支えている足裏のアーチを作ってゆがみをなくすと、血流がよくなり冷えが改善されます。また、免疫力もアップして病気にかかりにくい身体を作ると同時に、その人が本来持っているパワーが発揮しやすくなります。

身体のどこかにゆがみがあれば、持っている力を十分出せないのは当然といえば当然のことです。インソールで足の裏にアーチを作ったところ、それまで持ち上がらなかったバーベルを無理なく持ち上げられたという例は珍しくありません。

実は、私の妻も脳梗塞で倒れて手足に力が入らなくなった経験があります。このとき、少しでも早く回復してほしいと、治療を受ける一方で、足裏のアーチを作ってやりました。そのかいあって、意識が戻った3日目には立ち上がり、壁伝いながらも自分で歩いてトイレに行けるようになっていました。

日頃の施術で土踏まずの重要さはよくわかっていましたが、この奇跡的な復活を目の当たりにし、少しでも多くの人たちに土踏まずの大切さをわかってもらいたいと思っています。まずは、身体のゆがみを修正し、足裏のアーチを作って身体の土台を強固にしませんか。

足裏のアーチを作るには、インソールを使うのがもっとも効果的です。しっかりと作るなら、オーダーメイドで作成してもらうのが理想ですが、今は、スポーツ用品店などで既製のものを扱っていることもあります。私のところのように、整体院で扱っていることもありますから、まずは、そういうものを利用するのもよいでしょう。
また、日頃から、スニーカーなどヒモ靴をはくとき、アーチを意識してはくようにすることもお勧めです。

靴をはくときは、かかとに合わせることを意識するようにしましょう。

まず、靴に足を入れたらつま先を立て、かかとを地に付けて、靴の先のほうに余裕を持たせます。普通はこの逆で、つま先のほうを付けて、かかとに余裕を持たせている人が多いようですね。これだと、歩いているときに親指が靴に当たって痛くなることが少なくありません。新しい靴を選ぶときも同様です。

かかとに合わせて靴をはいたら、甲の中央で、紐をキュッと締めてから結びます。例えば、ナイキのスニーカーならスウッシュ(ロゴマーク)、アディダスならスリーストライプのところが目印ですね。ほかのスニーカーでも、大体この位置にラインやマークがありますから、わかりやすいのではないでしょうか。

私の整体院でも、施術を行って痛みをケアしたり身体をほぐしたりした後、紐靴でいらした人には、このようにアーチを作って、いい状態をロックオンしてから帰ってもらうようにしています。

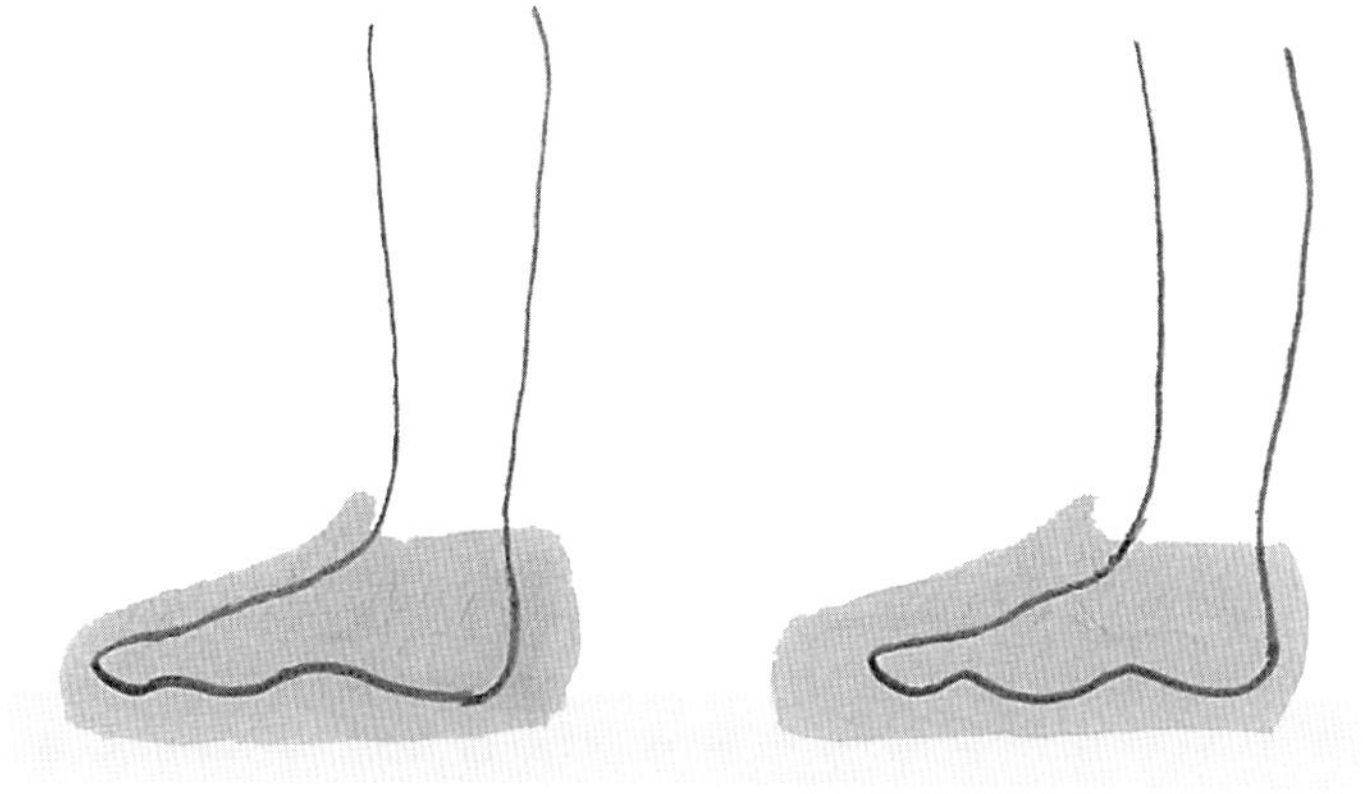

かかとを地に付けてつま先に余裕をもたせる

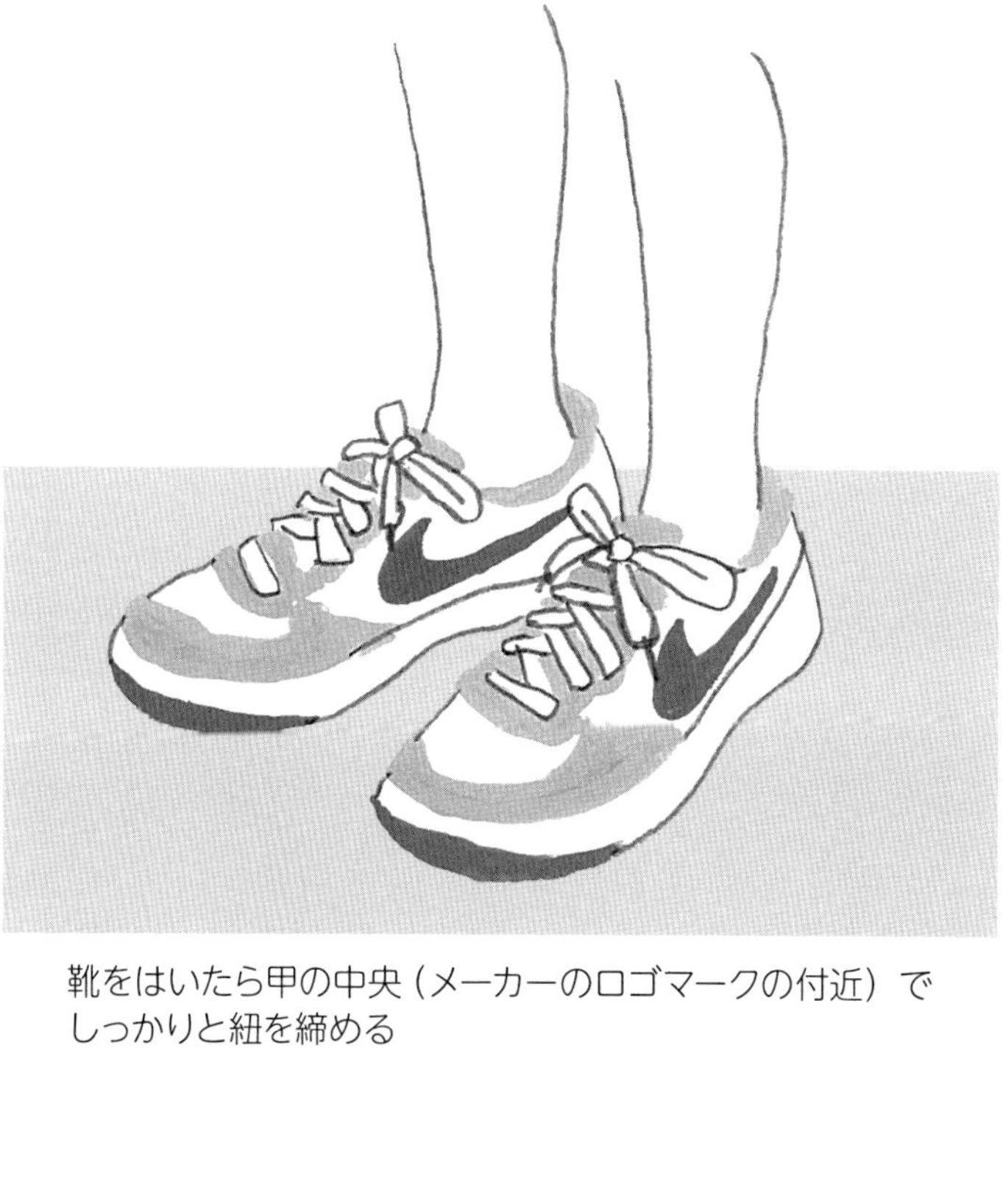

靴をはいたら甲の中央（メーカーのロゴマークの付近）でしっかりと紐を締める

偏平足を解消すると、ほとんどの不調はよくなります。

足裏のアーチを作るスリーバランスメソッド

現代人の身体が〝冷え〟やすくなったのは、運動不足も大きな要因の一つと言われています。身体を動かさなければ筋力も落ちますし、血の巡りも悪くなります。毎日少しずつでも、意識して身体を動かすことも大切です。

軽い運動を行うなら、偏平足を解消して足裏のアーチを作るような体操も心がけたいものです。アーチができ、ゆがみが改善されるようになれば、心身ともに調子がよくなってきます。朝起きたとき、昼休み、風呂上がり、夜寝る前……いつでもかまいませんので、思い立ったときに、ぜひお試しください。

また、ちょっとした歩き方、家事や通勤・通学、仕事中、散歩のときの姿勢…等々、ほんの少し足を意識するだけでも、足裏を鍛えることができます。ぜひお試しください。

①

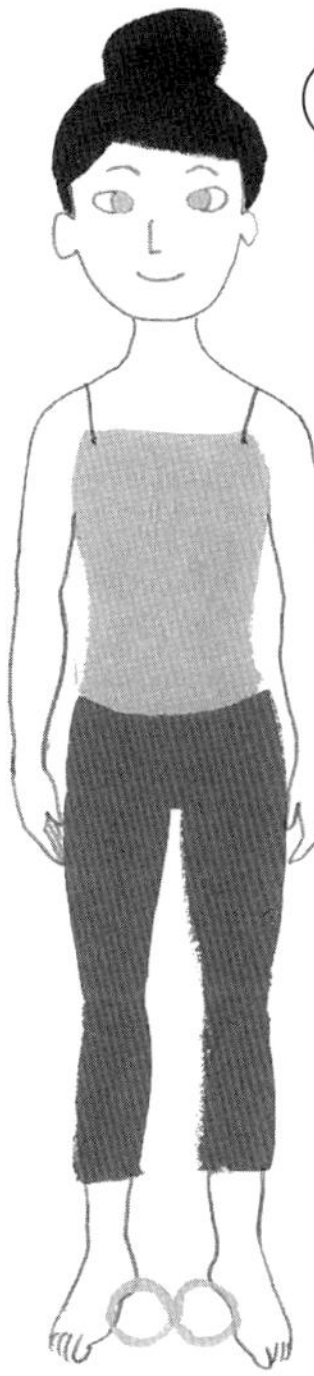

②

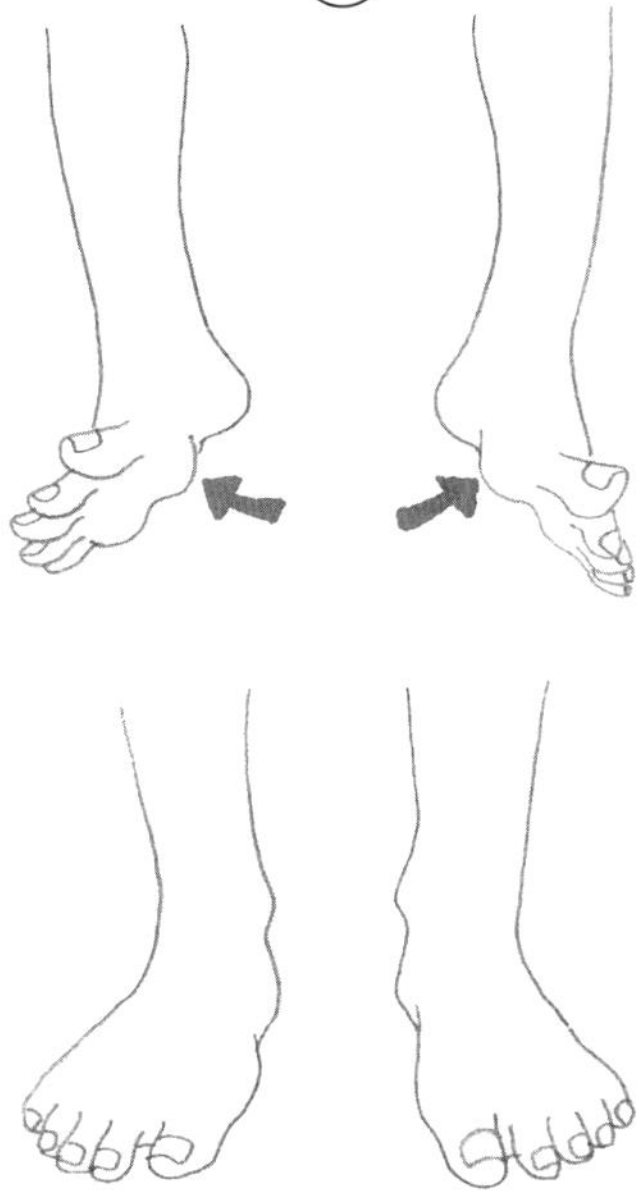

【偏平足解消体操】

A

①両足をこぶし2個分くらい開いて立ちます。足先が外向き・内向きにならないように、まっすぐのまま。

②足全体を小指側へ寝かせるようにして親指側を浮かし、元に戻します。

→これを数回繰り返します。後脛骨筋が鍛えられて、大きなアーチが完成します。

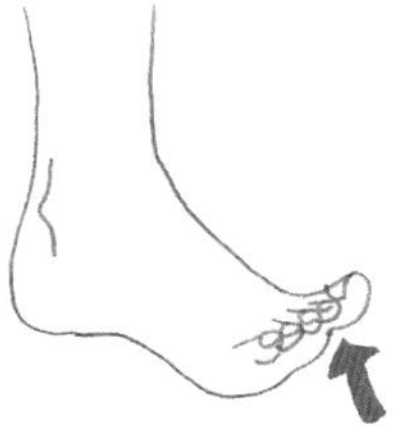

5本の指を上向きに浮かせる

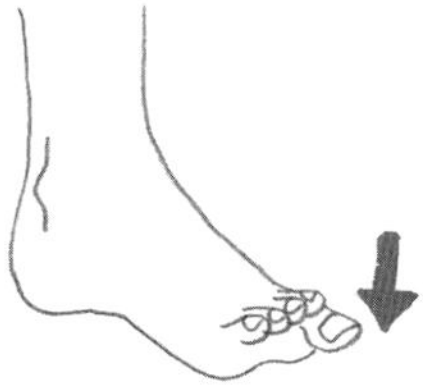

まず親指を床につける

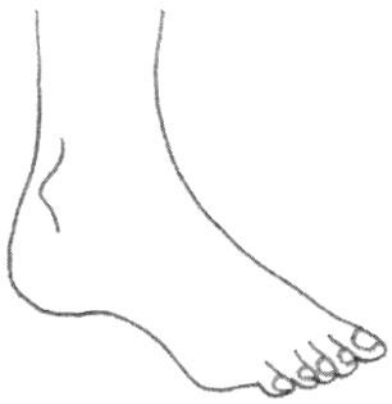

残りの4本の指も地につける

B

①Aと同じように立ちます。

②左右各5本の足指を上向きにして浮かせ、まず親指を床につけ、次に残り4本の指も着地させます。

↓指を上に向けると、アーチがしっかりできます。アーチを意識しながらやってみましょう。

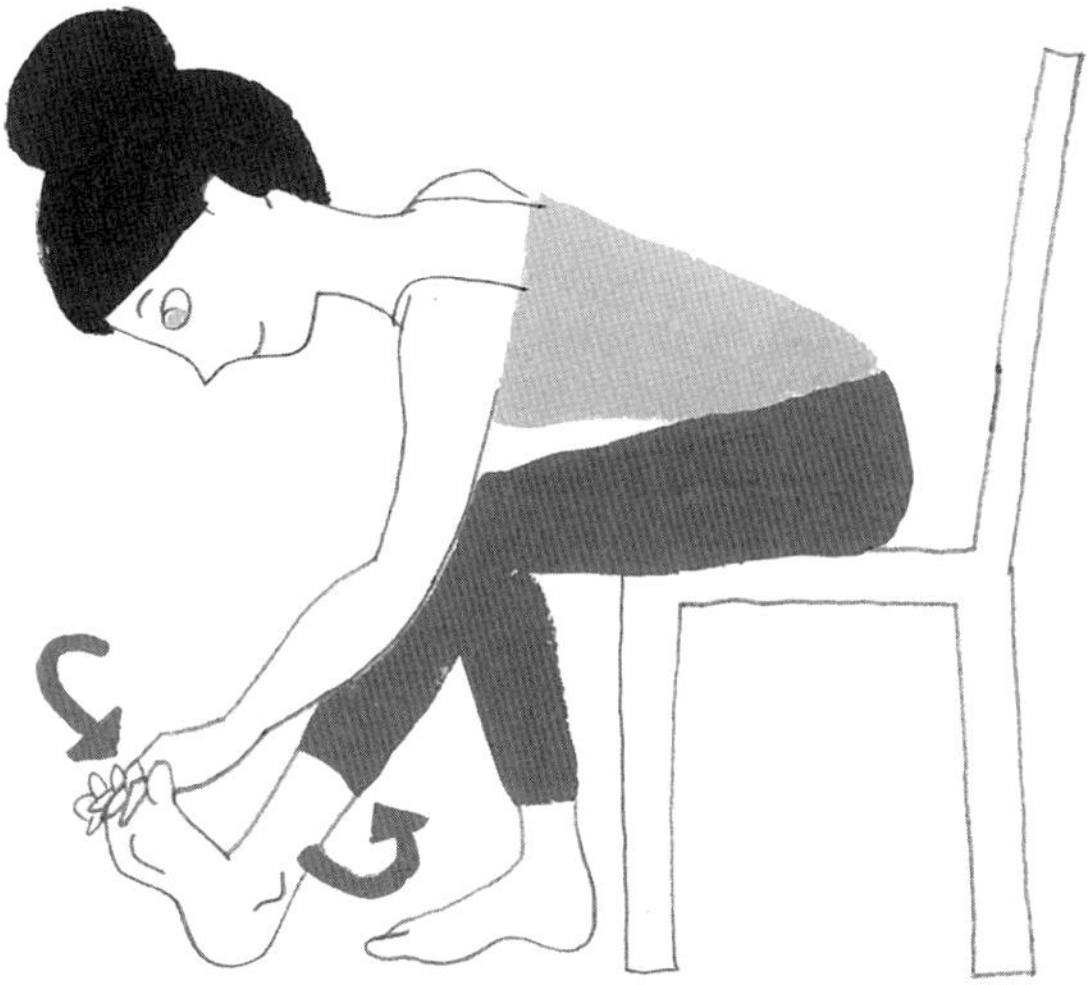

5本の指それぞれに手の指を入れ、
グルグルと回す

【足指ストレッチ】

◆スリーバランスフィンガーメソッド

椅子に座って、片方の足の5本指それぞれの間に、手の指を入れます。指を入れたまま、足首をグルグル回転させます。足を変え、もう一方の足も同様に行います。

体のバランスを整えるスリーバランスフィンガーメソッド（痛み解消体操）などでも、よく行われるエクササイズ。骨から筋肉を包んでいる膜が柔らかく伸びて、バランスを取りやすく、アーチが作りやすくなります。

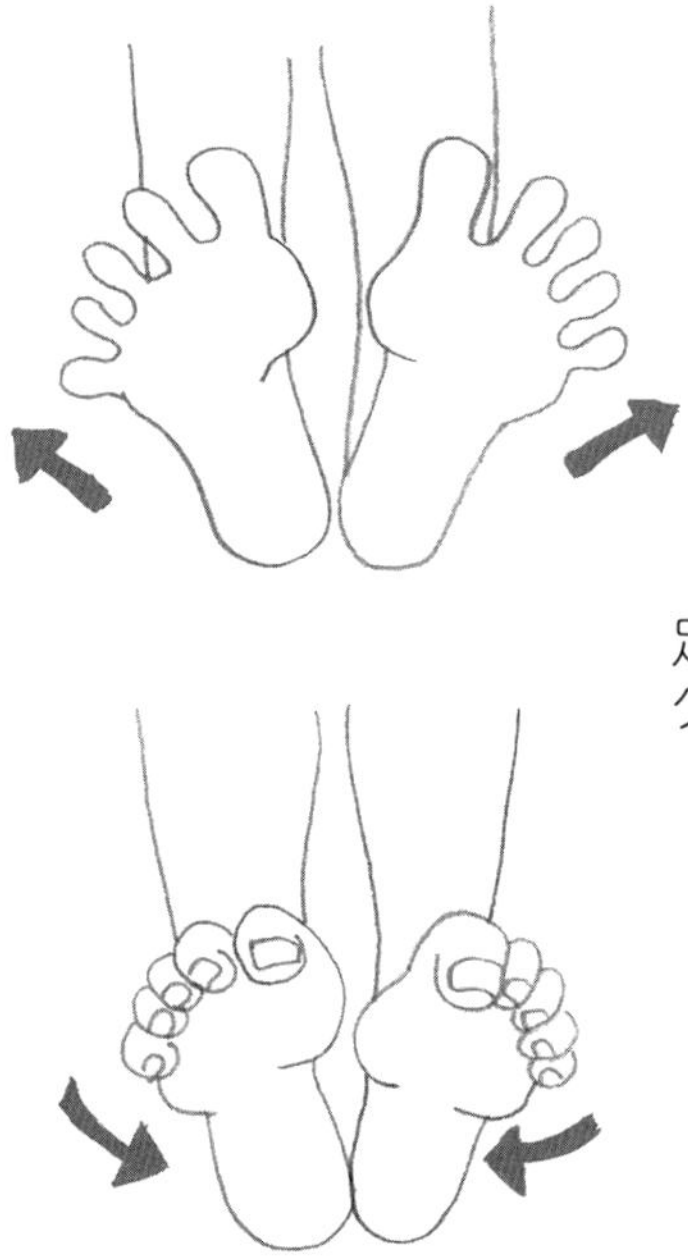

足の指でジャンケンのグーパーを続ける

◆足指グーパー

足のそれぞれの指の間を、できるだけ広げてパー、できるだけ縮めてグーに。グーパー、グーパーと続けてみましょう。うまくできたら、家族と足指ジャンケンをするのもよいでしょう。

初めのうちは、なかなかパーができない人も少なくありません。少しずつでも、指の間が開くように練習してください。抹消神経が活性化します。

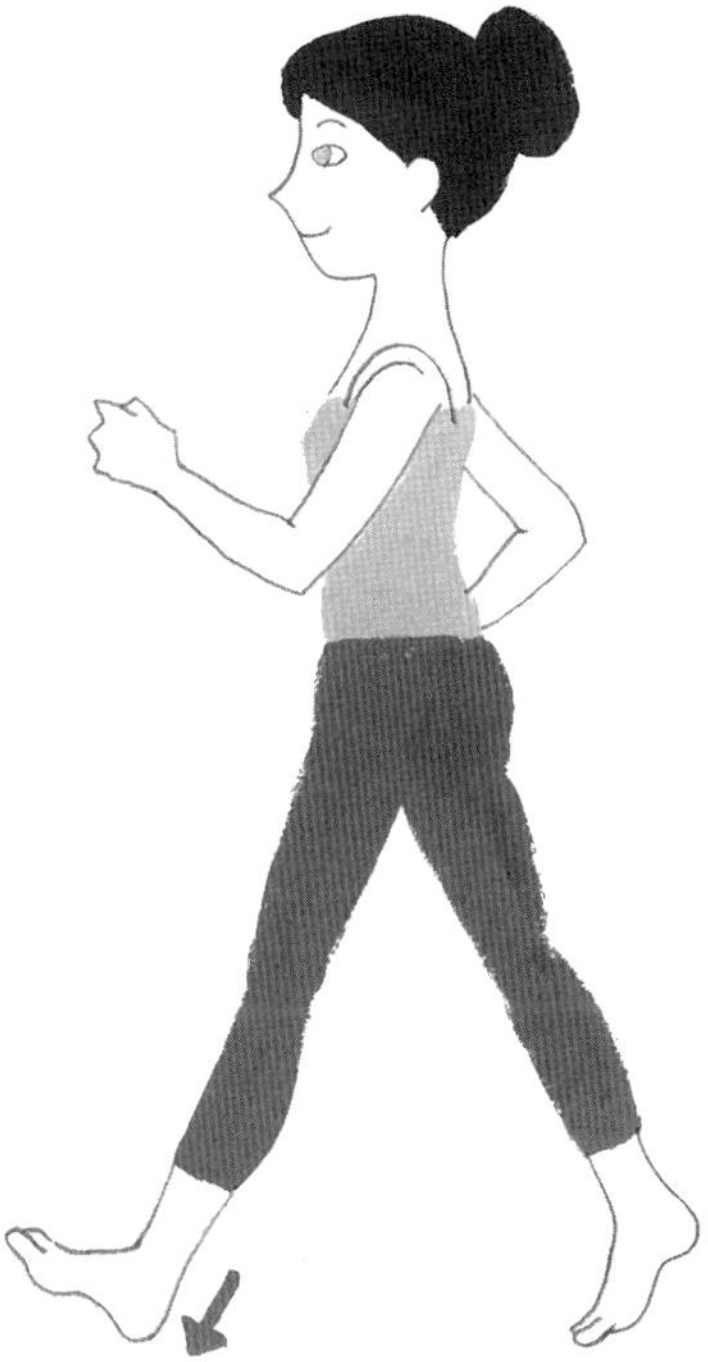

【日常生活のエクササイズ】

◆歩くときはかかとから

歩き方は、足はかかとから着地、小指に向かって着けてゆき、親指のつけ根で蹴る……というのが基本。足を前に出そうと意識するよりも、身体を少しだけ前傾にすると、自然に足が出やすくなって早く進めます。

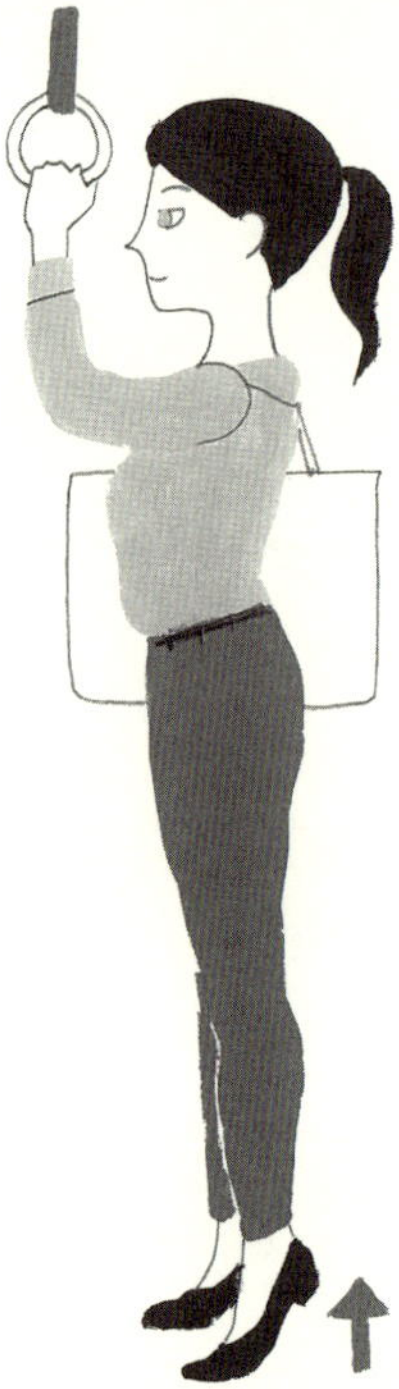

◆つま先立ち

電車の中で立ったまま、洗い物をしながら、スマホを見ながら、仕事しながら……どんな場面でも、気がついたら、つま先立ちをしてみましょう。ふくらはぎの筋肉（腓腹筋、ヒラメ筋）が鍛えられて、しっかり足の土台作りができます。あれば、青竹踏みを利用するのもよいでしょう。

第7章

ファスティングのすすめ

～体内の「毒」を出して心身をきれいに～

身体は食べた物で作られる

私は大阪で、「スリーバランス」という整体院をやっています。

この「スリーバランス」の〝スリー〟は、わが整体院のコンセプトである心、姿勢（身体）、食のことです。この三つの〝バランス〟を整えることで、「治す」のではなく、元の元気な状態に戻すことを大切に考えています。

誰でも「なんか調子がよくないな……」というときには、この三つうちのどれか、またはいくつかが不調で、バランスがくずれてしまっているのです。

整体、つまり身体を整えるのは、身体を押したり、もんだり、さすったり、伸ばしたり……することだけではありません。心からアプローチしても身体は整うし、食からアプローチしても整えることができるのです。

身体と心は不可分の関係にある、ということを書いてきましたが、その心身を作っているのは、言うまでもなく自分が食べた物だからです。

私たちの身体は60兆個もの細胞でできているといわれますが、よくないものを食べていると、細胞内によからぬものがたまってきて「調子が悪い」状態に陥ることになります。

量子力学では、人も物もこの世に存在するものすべては素粒子の集まりであり、常に波動を出しているとされていますが、身体によくないものを食べていると、自分の出す波動が下がってきます。また、心が冷えたりゆがんだりしても波動が下がりますし、身体に痛みがあったり姿勢が悪かったりしてもよい波動は出ません。そして、よくない波動を出していると、よい波動は返ってこないのです。

私の整体院では、食育にも力を入れています。食生活が乱れている人、体調がなかなかよくならない人など希望があれば、次の施術までの例えば一週間分の食事の内容を書いてきてもらって、「野菜が足りない」「水をもっと飲んで」などと症状、食生活に応じてアドバイスを行っています。

また、体調や食生活の状況によっては、ファスティングをお勧めすることもあります。

ファスティングは、いわゆる「断食」ですが、宗教や修業の一環として行われる昔ながらの断食とは違って、心身をリセットするための効果的な方法のことです。

「え～！　たとえ1～2日でも、何も食べないなんて絶対ムリ！」

ファスティングを行う前、そんなふうに言っていた人の中には、ファスティング後の身体の軽さ、爽快感にすっかり魅了され、定期的に行うようになったケースも少なくありません。

なんとなく調子がよくない、ふだんから不摂生している、体質改善したい……というあなた、一度ファスティングを試してみてはいかがですか？

ファスティングで心身をリセット

ファスティングというと、今はダイエットのためにやるものと思っている人もいるのではないでしょうか。

食べないのですから、確かに体重が減るという効果はあります。ただし、これはいい意味の副作用というか、オマケのようなもので、ファスティングの本来の目的とは違います。

ファスティングをする目的であり、最大の効果は、身体のデトックスにあります。デトックスとは、ご存知の通り「解毒」という意味で、体内にたまった有害物質や余分なミネラルなどを取り除くことを言います。

私たちが生きるためのエネルギー源になるのが、炭水化物、タンパク質、脂質の三つですが、ファスティングを行っている間はこれらのものを摂りません。摂らないけれどエネルギー補給は必要……となると、まずは体内にある糖質を使い、それから体内にたまった内臓脂肪、皮下脂肪などの脂肪を溶かして使うことになります。

このとき、ふだん脂肪にくるまれて体内に蓄積している有害物質などが、脂肪から分離されるために排出されやすくなるのです。そして、水銀、ヒ素、カドミウム、ベリリウム、残留農薬、ダイオキシン……etc. 体内にたまっている有害なものが、便や尿と一緒に身体の外へ出て行きます。

ファスティングをすると、人によっては体臭がいつもよりキツくなったり、黒い便や臭い便が出たりします。これは体内のデトックスが進んでいる現れです。

体内にたまった有害物質の状況を知りたければ、毛髪に含まれるミネラルを調べる毛髪検査で知ることができます。毛髪は身体に入ってきたものの記録装置でもあり、ひと月約１㎝ほどの伸びに沿って、そのときどきの体内の状況がわかるのです。よくイケナイ薬物使用で逮捕された有名人などが検査されて話題になっていますね。

自分の毛髪を送ると、これを分析して結果を送ってくれるクリニックや検査機関などもあるので、興味のある人は試してみてもよいでしょう。有害ミネラルの蓄積や必須ミネラルの過不足が数値データで出るので、特に、ファスティングの前後に行って比較してみると、その効果がはっきりとわかります。

体内の毒を排出し、腸も脳も全身をリセットして心身をきれいにすると、五感もリセットされます。例えば、味覚が変わって「塩辛いものが食べられなくなった」とか、「日に4~5杯飲んでいたコーヒーが、そんなに欲しくなくなった」などという人も多く、元々の自然体に近づいていくようです。

あなたも、ファスティングで健康で自然な心身を取り戻し、爽快な生き方を始めませんか。

まずは3日間から始めてみよう！

身体を一度リセットしてみたいという人は、比較的手軽にできる3日間くらいからのファスティングがよいでしょう。

それでも自信がないというなら、半日〜1日でも試してみるのはよいのですが、デトックスを目的にするなら最低3日は必要です。

というのは、ファスティングを始めて3日目くらいから体内の脂肪は溶けだします。その前にやめてしまうと、有害物質が排出される前に終了……となってしまうのです。

食べないことで身体がすっきりする心地よさを、ちょっとだけ感じてみるには短期間でもかまいません。できれば予行練習として行って、次の本格的なファスティングにつなげるようにしてくださいね。


では、さっそくファスティングのやり方をご紹介していきます。

ファスティングを行う場合、ファスティング期間の前後に、食事の量を減らす準備期、少しずつ戻していく復食期（回復期）が必要です。いわば運動前後のウォーミングアップ、クールダウンのようなもので、身体の負担を少なくし、ファスティングをスムーズに行うために欠かせません。

3日間のファスティングの場合、準備期・復食期はそれぞれ2日間、5日間のファスティングなら、それぞれ3日間を設定します。ですから、3日間のファスティングなら、トータルで1週間、5日間なら約10日間は見ておくようにしましょう。

【ファスティング・スケジュール】

◆3日間のファスティングの場合

準備期（2日間）……胃腸にやさしい食事。量を減らして身体を慣らしていく

↓

ファスティング期（3日間）……摂るのは、酵素ドリンクと水またはルイボスティー

↓

復食期（2日間）……流動食から身体を慣らし、少しずつ普段の食事に戻していく

初めて行う場合は、ファスティングマイスターの資格を持った人など専門家の指導を受けるとよいでしょう。持病のある人は、必ず医師に相談してから行ってください。

復食期　ファスティング期　準備期

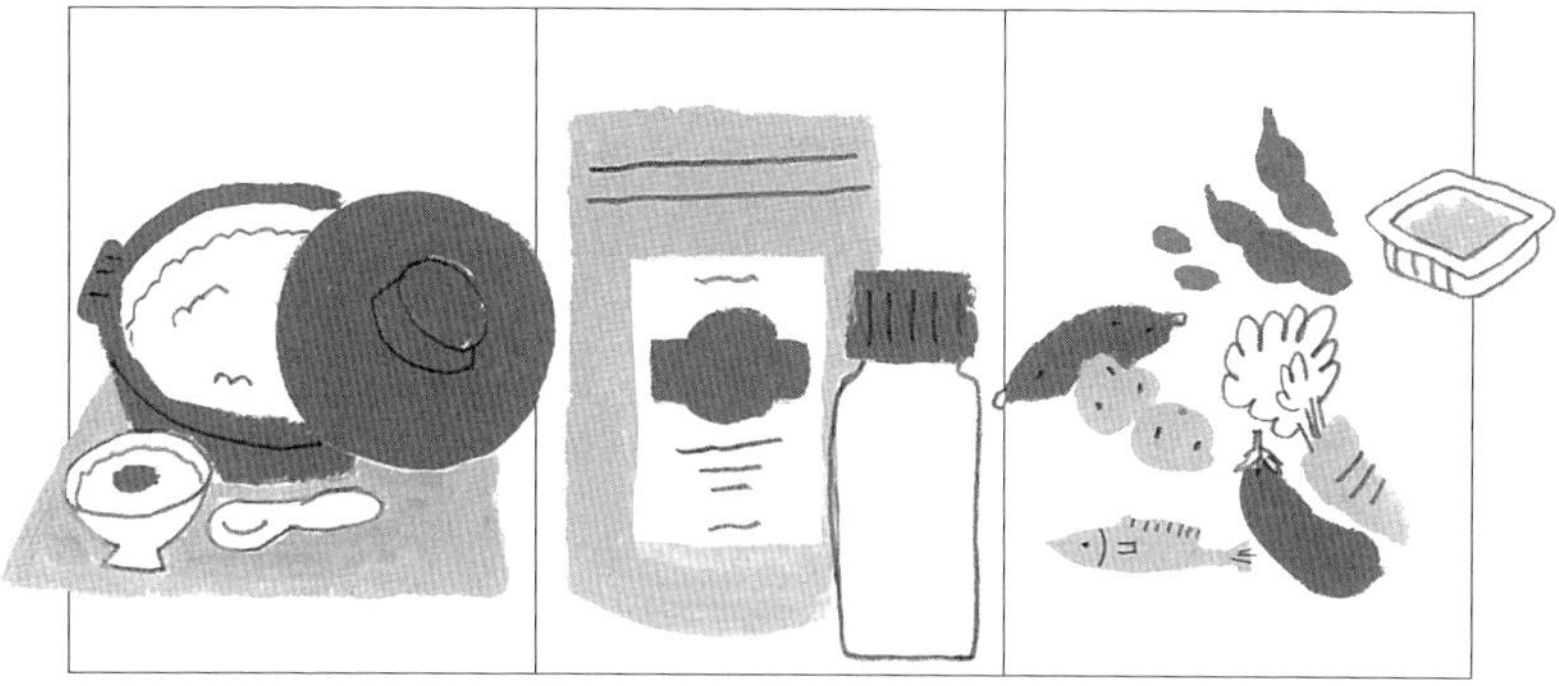

（3日間）流動食から少しずつ普段の食に戻す

（3日間）酵素ドリンクと水だけ

（2日間）野菜や魚など胃腸にやさしいもの

◆準備期

この期間には、身体に負担の少ないものを腹7〜8分目くらい摂るようにします。何がよいかというと、栄養バランスのよい「マ・ゴ・ワ・ヤ・サ・シ・イ」食品を使った、昔ながらの和食がオススメです。

マ……豆類、納豆・豆腐・みそなどの大豆加工品
ゴ……ごま・ナッツなどの種実類
ワ……わかめ・昆布・海苔などの海藻類
ヤ……野菜全般。緑黄色野菜・淡色野菜・葉茎菜・根菜・果菜もまんべんなく
サ……魚類。特に小さめの青魚
シ……椎茸・しめじ・舞茸などのきのこ類
イ……いも類

ファスティング期間中に口にしてはいけないもの

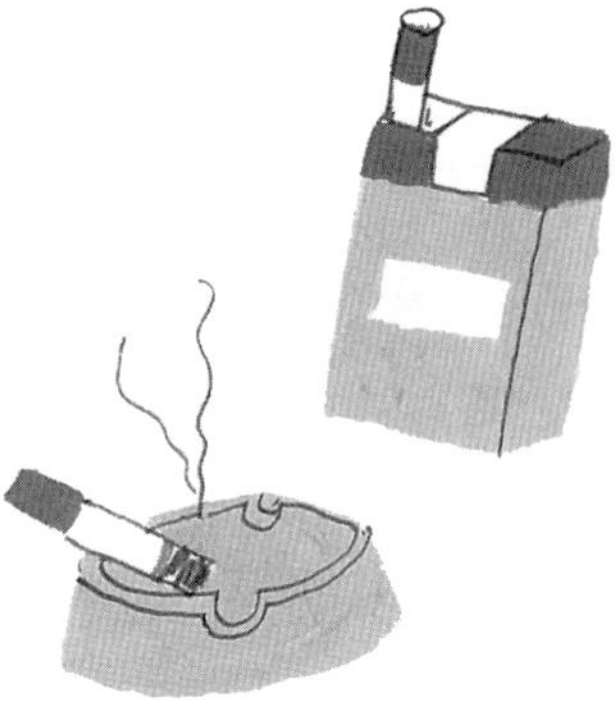

たばこは絶対にNG

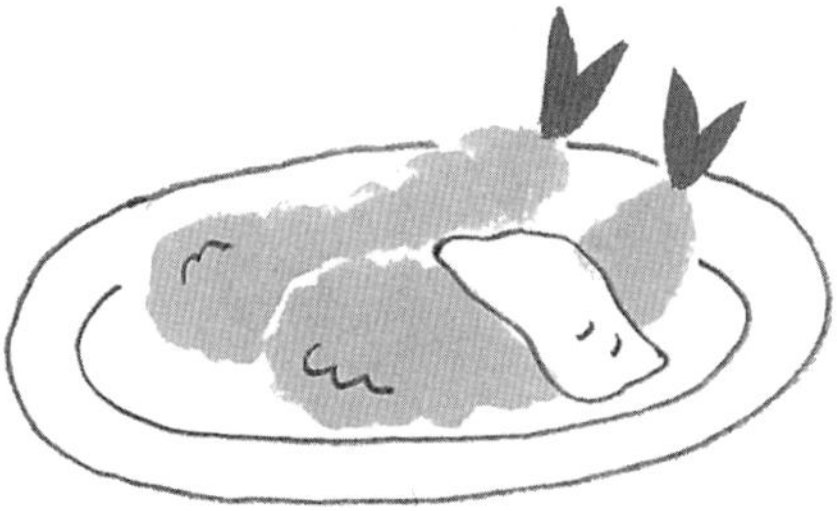

フライなどの脂っこいものもNG

ケーキなどの甘いものも口にしていけない

できれば玄米食にして、ファスティングの前日はおかゆにしてもよいでしょう。

全期間を通して、タバコ、酒、脂っこいもの、甘いものは避けます。コーヒー、紅茶や刺激の強いものもNGです。塩分も控えめにします。

◆ファスティング期

この期間には、食事をいっさい摂らず、必要に応じて酵素ドリンクと水を飲用します。

通常通りに仕事を行う人も、ペットボトルやマグボトルに酵素ドリンクを入れて携帯し、食事を摂らないのは同様です。のどが乾いたら、空腹を感じたらこれを飲むようにして、ほかのものは一切飲食しないことです。

酵素ドリンクは、ファスティング中の、非常に空腹で栄養分の吸収がよくなっている状態のときに飲むものです。ここで有害なものを摂ったりすると、逆効果になりかねません。

最近は、ファスティング用のドリンクも、ネットなどで安易に入手できるようになりました。その分玉石混淆で、48℃以上で壊れやすい酵素を加熱殺菌していたり、添加物が入っていたり、中には質の悪いものもあります。

十分に吟味して、安心、安全な信頼できるドリンクを選ばないといけません。

私がファスティングを学んだ一般社団法人分子整合医学美容食育協会の推奨する酵素ドリンク・マナ酵素ＫＡＬＡは、48℃以下で丁寧に生成されていて、自信を持ってお勧めできます。代理店やスリーバランスから購入することが可能です。きちんと指導やフォローを行っているところから購入してください。

（購入をご希望の方は１６６ページをご参照のうえ、下記のアドレス（www_fasting-bz）からお申し込みください）

なお、ファスティング期は、仕事をするのはかまいませんが、ハードな運動や熱い風呂は避けるようにします。心臓に負担がかかるので要注意です。また、眠くなることがあるため、車の運転もやめましょう。

ファスティング期間中に飲んではいけない飲み物

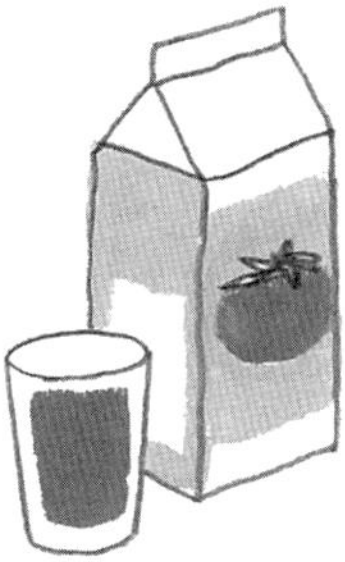

野菜ジュースや果物ジュースも
期間中は避ける

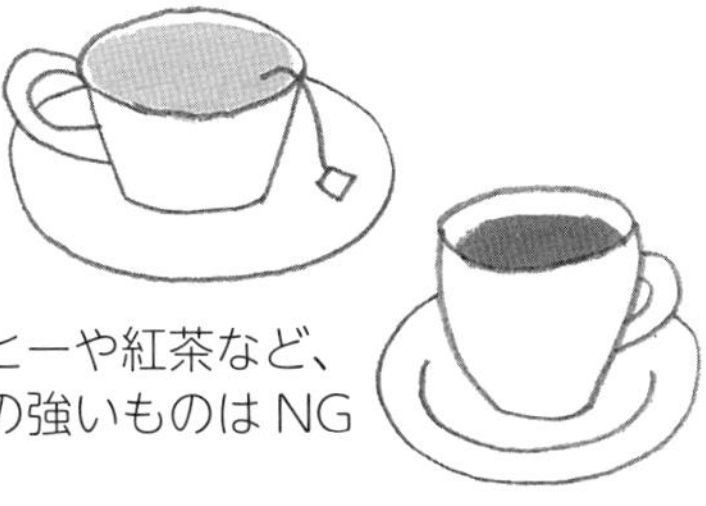

コーヒーや紅茶など、
刺激の強いものは NG

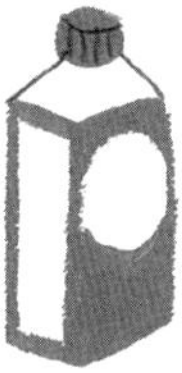

飲むヨーグルトも NG

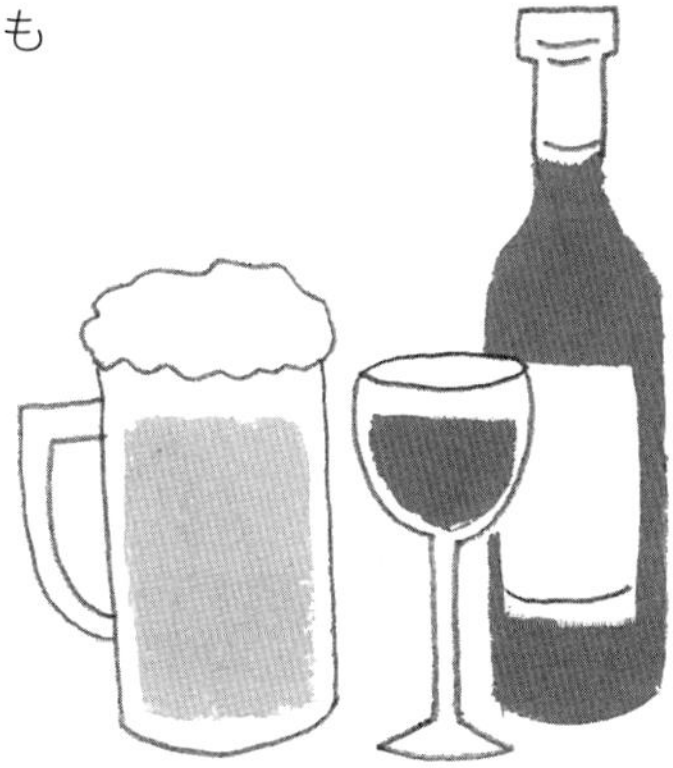

アルコール類は絶対に NG

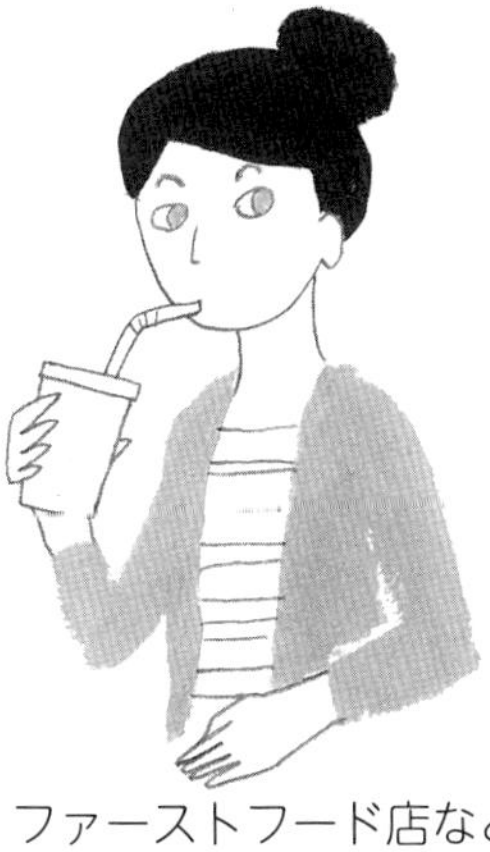

ファーストフード店などの
ソフトドリンクも飲まない

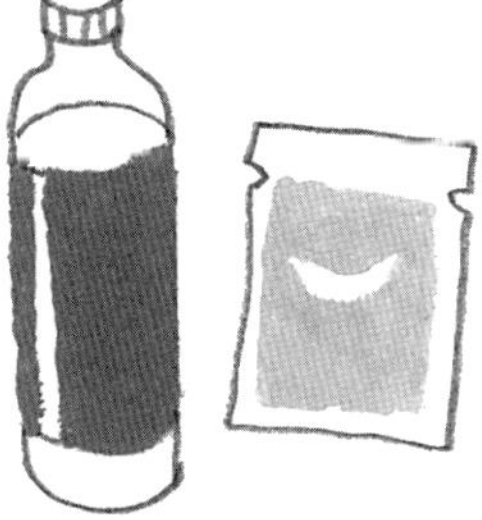

スポーツドリンクも避ける

◆復食期

いきなり固形物を摂るのは避けて、まず重湯、それからおかゆを少しずつ摂るようにしましょう。おかゆは、五分がゆ、七分がゆ、全がゆと、だんだん硬さを変えていくなど徐々に普通の食事に戻していきます。これに、消化のよい野菜中心の副菜、汁物などを添えるとよいでしょう。おかゆに梅干しという組み合わせもいいでしょう。

胃腸に負担がかかる食べものは避けるようにしましょう。特に、辛いものなど刺激の強いもの、消化の悪いもの、甘いもの、ジャンクフードやインスタント食品などはNGです。ファスティングで腸内の吸収の機能が高まっていますから、身体によくないものを食べると、即吸収され、すぐに毒がたまってきてしまいます。

また、腸内がとてもきれいになっているので、できるだけ善玉菌を増やして腸内環境を整えるものを摂るようにすると、ファスティングの効果をさらにアップすることができます。

善玉菌を増やすには発酵食品、それも植物性のものが有効です。納豆やみそ、漬物、鰹節などが代表的な発酵食品です。また、排泄のために、繊維質の多い野菜も摂るようにしましょう。

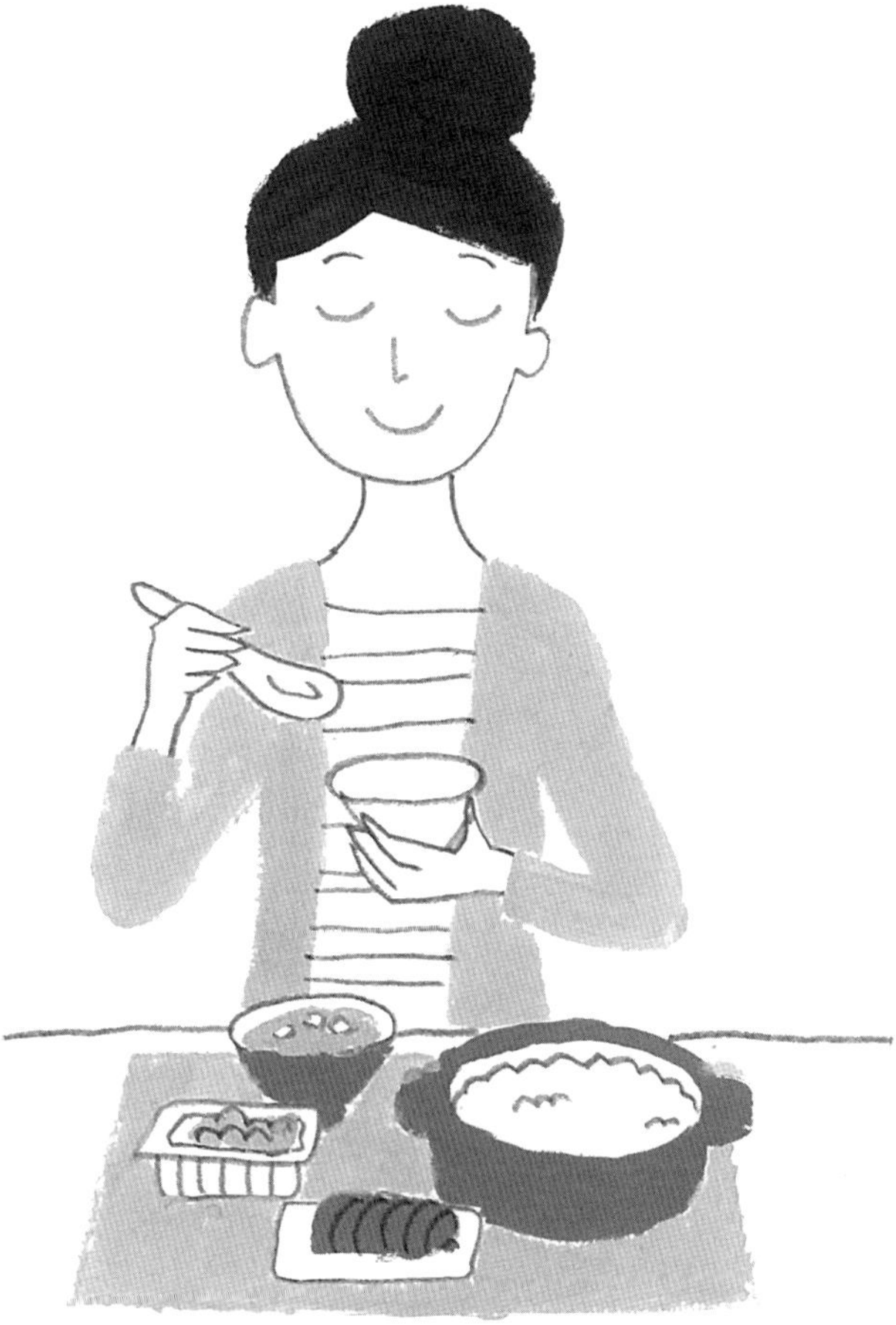

重湯、おかゆから、野菜中心のおかず汁物などから段々と体に慣らしていく。
刺激の強いもの、消化の悪いもの、甘いものなどはファスティングで腸内の吸収力が高まっているので、すぐに毒がたまってしまう。

ファスティングで何が起きる？

ファスティングを行うと、体内ではどんな変化が起きているのでしょうか？
食べものを摂らなくなったときの身体の変化を、順を追ってちょっと見てみましょう。

①お腹が鳴って空腹を認識

まず、小腸に食べものが入って来ないと、小腸からモチリンという消化ホルモンが分泌されます。このホルモンは、胃を収縮させることで、胃の中に残っている食べものがないかを探知します。食べものが残っていれば、これを小腸に送り込もうとします。この胃の収縮が、お腹をグーグー鳴らせるのです。

②食欲がわき、若返る

胃の収縮により、胃の中に残っている食べものがなく空腹であることがわかると、今度は胃からグレリンというホルモンが分泌され、食欲を出させます。と同時に、グレリンは成長ホルモンを分泌させる働きをします。成長ホルモンは、若返りホルモンとも言われ、身体を若返らせてくれます。

③細胞が元気になる

空腹になるとサーチュイン遺伝子が活性化し、身体中をスキャンして傷ついた細胞を修復してくれます。この遺伝子が、長寿遺伝子、延命遺伝子などと呼ばれている所以です。

ファスティングを定期的に行っているアスリートも多くいますが、この遺伝子のスイッチが入り、ケガの治りも早くなるようです。また、肌もきれいになります。

④脂肪が燃焼し、血管がきれいに

さらに、身体のエネルギー源がなくなってきて脂肪が溶け始めると、脂肪細胞からアディポネクチンという善玉ホルモンが分泌されます。これが、血管をきれいにして若返らせ、血液サラサラにしてくれます。何とも頼もしいホルモンではありませんか。

⑤ 有害物質が排出される

また、通常は体内の酵素のほとんどが消化に使われているのですが、ファスティングで食べものを摂らないので、代謝にエネルギーを使えるようになります。この代謝酵素の働きで、細胞内にたまった有害物質を排出します。こうして血液中に出た有害物質は、尿として身体の外へ排出されます。デトックスですね。

⑥ 腸内がリセットされる

3日間のファスティングで、腸内の細菌は約1億個まで減少します。これは、通常の細菌の数の100万分の1ほどしかなくなっていることになります。それに加えて、ふだんは排出されにくい宿便も排出され、腸内環境がリセットされます。

小腸には、免疫作用のある白血球がたくさんあるので、身体の免疫力アップも期待できるのです。

復食期に、善玉菌を増やす植物性の発酵食品を摂ると、リセットされた腸内環境が、飛躍的に改善されます。逆に、悪玉菌を増やす動物性タンパク質などを摂ると、腸内環境が悪化するのでご用心！

この期間に食物繊維や酵素の多いものを摂ると、宿便がさらに排出され、血液もサラサラに。酸素や栄養が身体のすみずみまで届けられて、細胞が元気になります。

年4回のファスティングでゆがまない生活

ファスティングを行うと、本当に身体がすっきりと軽くなるのを実感することができます。この爽やかさは何とも言えません！

身体がきれいになったという達成感が心地よく、つい「もう少し続けられそう」などと、1日1日……と、ついファスティングが長引く人もいるようです。

また、普通の食事に戻すと身体が汚れてしまう気がして、食生活に対してストイックに向き合うようになることも少なくありません。

特に、これまで偏った食生活を送っていた人は、これをきっかけに体にやさしい食事を心がけるようにすれば、ファスティングの効果は一段と上がるはずです。準備期の食事のように、「マゴワヤサシイ」中心の食生活にしてみるのもよいのではないでしょうか。

ただ、身体にやさしいもの、自然のものなどをきちんと摂るのはよいのですが、あまり頑なになりすぎるのも考えものです。中には、それがストレスになってしまう人もいます。それでは、心身が固くなって、どこかにゆがみが生じないとも限りません……などと言うのは、私がお酒大好き、美味しいもの大好きだからでしょうか？

でも、皆でワイワイ楽しく飲んだり食べたりしているところで、「それ、トランス脂肪酸たっぷり。そんな身体に悪いもの、私いらな〜い」などと言われたら、ほかの人も食欲が急低下、ということにもなりかねませんね。

価値観の問題かもしれませんが、正しくても楽しくない食事は、必ずしも心身によい影響ばかりとは限らないと思います。できれば、正しくて楽しいのが理想的ですが……。

ときには、脂っこいものや甘いものを食べて自分を甘やかすのもいいでしょう。飲み会やパーティーも避けることはありません。食生活の改善は緩めにやらないと、なかなか長続きしないものです。

ゆっくりと食生活を変えながら、年4回くらいファスティングを行うようにしていれば、心身のよい状態がキープできるはずです。

時期としては、例えば正月明けの2月頃、ゴールデンウィーク明け、夏の冷たい飲食を繰り返した後、忘年会シーズン突入前などのように、胃腸を酷使する前後に行うことが、より効果的です。

ファスティングの期間は、自分の都合や希望によって3日～1週間（トータルで1週間～2週間）くらいに設定するとよいでしょう。

いくらすっきりと気持ちよくなったとしても、くれぐれも無理は禁物です。以前、3週間くらいファスティングを続けた人を見たことがありますが、ちょっとやせすぎかな……という印象でした。

ファスティングは、デトックス、腸内環境の改善、血管や細胞の若返りなど身体のリセットになると同時に、自分を内観するチャンスでもあります。

身体の中を意識しながら、自分の心の中を静かに俯瞰してみるのもよいでしょう。身体がきれいにリセットされたとき、心にも明るい変化が起きているはずです。

おわりに

この本を最後まで読んでいただき、ありがとうございます。

身体というものは、不思議なものです。そしてシンプルです。正しく楽しく使えば必ず応えてくれます。

私が、身体と心に関心を持ち始めたのは、私自身が高校時代まで野球をしており、しょっちゅうケガをしていた頃に遡ります。そして、小学校の頃から毎年、仲間外れにされ、いじめられ、孤独感にさいなまれる時期を過ごした経験があったからだと思います。

結婚してからは、以前のパートナーが起立性低血圧、うつ、躁鬱、パニック障害、統合失調症、自律神経失調症などありとあらゆる症状名を病院で診断され、薬を処方されました。心療内科、精神科、心理カウンセリング、あそこの先生はいいよ！　と聞くと藁をもつかむ思いで足を運びました。しかし症状は悪化するばかりで、途方にくれていました。

どうしたら治るんだ。どうすればいいんだ。どこに行けばいいんだ。

四面楚歌、八方ふさがりとは、まさにあの頃の状況のことだと思います。

多くの時間とたくさんの費用を掛けて四つの心理カウンセラーの学校を卒業し、たくさんの整体技術を学びました。約3年の間、毎日3時間の睡眠時間でがんばりました。そして、2010年整体院スリーバランスを開業して以来、約8年間の間に20,000人以上の方と向き合ってまいりました。

これらの経験から、体と心が元気になる分水嶺みたいなものがあるのに気がつきました。

人は身体の調子が良くないとき原因として考えられるのは、姿勢に歪みがあるか、過度なストレスがかかり続けているか、食べ物が偏っているかこの三つのうちのどれかです。もしくは複合しています。

スリーバランスという屋号を付けるとき、「整体は何も押したり揉んだり擦ったり、ストレッチしたり矯正したりするだけじゃない。姿勢の改善はもちろん、心の仕組みを学び実践し、奥の深い栄養を学び実践すれば、身体は整ってくる。元に戻る様に創られている」との想いから名付けました。

よくならない症状はない。元気にならない人がいるだけ。元の状態に戻すと未来を完了し予約する、ちょっと読むと？マークがつくような文章ですが、体と心の仕組みがわかれば「なるほど！そうだったのか！」とご納得いただけるはずです。

いわば、身体を調えるとはオーケストラのようなものです。筋肉も骨も当たり前ですが細胞からできています。この細胞という各楽器の演奏者が魂という指揮者のリードによって整然と役割を果たし、曲を奏で一つの音楽を完成させていきます。

そして言葉も音の一つです。音には周波数があります。心地よい周波数や、聞いていられないほど耳が痛い周波数など様々な音があります。

ていねいな言葉を使い、起こった出来事の解釈を自分の都合のいいように捉え、感情に振り回されず、人生を豊かに生きる術、それが私の考える整体です。テクニックというやり方 Doing ではなく、マインドという在り方 Being ありきだという考えです。

人生は、できれば明るく楽しく元気に過ごしたいですよね。そのためには大義の意味での、身体を調える方法を身につけることが必要です。

それは、どうすれば身につくのでしょうか。それは公衆浴場に入る時のように、ご自分をさらけ出してみてください。心をさらけ出してみてください。ちょっと恥ずかしくて勇気がいるかも知れません。ただ、さらけ出した領域に行こうと思えば、頭で分かっているだけでは無理です。体得しようと思えば大量の行動が必要です。音楽でもスポーツでも無意識で動けるようになるには、なんでも練習が必要ですよね。できれば楽しみながら練習しましょう。その後の人生に雲泥の差がつきます。

もし、難しいなと思われるのなら、私があなたの抱えきれなかった分をお手伝いします。

もし、そこに行きにくいのなら、私が一緒に歩きます。他人やものごとに執着せず、媚びず、依存せず、自分を信じることが大切です。

この世に生まれてきて、自分に起こることで解決できない問題はありません。もし、今解決できないのなら、解決できないことを答えとして、前に進んでください。

「共存」と「調和」をベースに「今ここに生きて」、「今幸せです」、「あれはあれで良かった」「全ては順調です」「これからもっと良くなります」そう思えるように、本書の内容をひとつでも、実践してみてください。

そして、笑顔で元気で明るく楽しい日々をお過ごしくださいませ。

この本を読んで頂いた皆様に、

「体と心が元気になる3つの特別プレゼント」とを進呈させて頂きます。ＰＤＦ資料でお送り致しますので、件名に「プレゼント希望」と記載していただき下記メールアドレスまで送信お願いします。

送り先　ueya@threebalance.jp

最後に、出版にあたりご尽力頂きました、Ｊディスカヴァー城村社長、ありがとうございます。

ファスティング、食育のご指導を頂戴致しました、一般社団法人　分子整合医学美容食育協会の皆様ありがとうございます。

良いときもそうでない時も共に歩んできてくれた整体院スリーバランスのスタッフの皆様ありがとうございます。

私どもを信じて足を運んでくださったクライアントの皆様、感謝します。

そして、今まで出逢って頂いた皆様方、親父　母さん、師匠、家族、お天道様、母なる地球大地に感謝致します。

大阪府枚方市にて

植屋浩幸

一般社団法人　スリーバランス　グループ　事業案内

2002年創業し、2010年整体院スリーバランスとして開業。創業16年。スポーツ障害、うつ等の心因症、脳内環境改善を得意として、家族や両親に受けてほしい技術、知識を提供しています。

「姿勢」「心」「食べ物」の３つのバランスを整えて、「治す」のではなく、元の素敵なあなたに戻すことを大切に考えています。

2019年の一般社団法人化に向けて準備中。

下記の施設にて施術、スクール、セミナー等を実施しています。

整体院スリーバランス　楠葉本院
大阪府枚方市南楠葉 1-13-5 サウスコート 102

整体院スリーバランス　阿波座院
大阪市西区江之子島 1-10-1 阿波座スポーツメディカルビル 7F

スリーバランス整体アカデミー　枚方校　大阪校　通信

スリーバランス　メンタルスクール
講演会　健康教室

総合受付
〒573-1105
大阪府枚方市南楠葉 1-13-5 サウスコート 102
一般社団法人　スリーバランス
0120-867-358
ueya@threebalance.jp

一般社団法人　分子整合医学美容食育協会
ファスティングマイスター学院　大阪枚方支部で
検定試験ご案内をしています。

酵素ドリンク販売はファスティングライフ株式会社でしています。

ファスティング初心者の方には酵素ドリンクの販売のみは行っておりません。

カウンセリングを行った後にファスティングを始めていただきます。

シューズ＆フット　エデュケーション
（上級シューフィッターによる、靴の選び方　履き方教室）

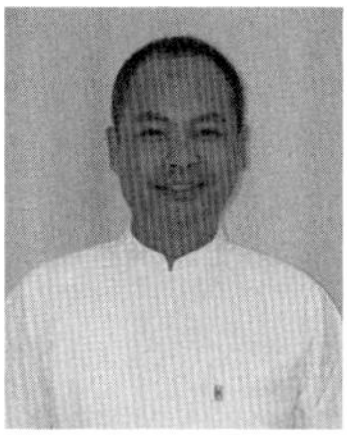

植屋浩幸（うえや　ひろゆき）

1964 年大阪府枚方市に生まれる。

小学校時代から野球に熱中し、比叡山高校に進学しチームは２度の甲子園出場を果たす。

卒業後、人命救助とその使命感に魅力を感じ、消防官になるも上司への反発から辞職。

トラック運転手として生計を立てつつ、家族の病気のために一緒に通う心療内科、精神科、カウンセリングの治療法に疑問を感じ、西洋思想の心理学、東洋思想の心理学を学び知識を修得する。

会社設立、倒産、離婚などさまざまの経験を経て 2010 年に 45 歳で整体院スリーバランスを設立。整体師の立場から身体の不調と心のゆがみの相対性に向き合う。

さらに心の問題をつき詰めるうちに、くすぶっていた問題も全てが腑に落ち、「量子」のものの見方で、自分の心だけでなく、周囲の状況も大きく変化した。マスコミ多数出演。

生きづらくて悩んでいる人が、心も身体も軽く幸せに生きられる力になるべく「一般社団法人　スリーバランス」を設立（準備中）。その考え方を広める活動に邁進し、セミナー講師も務める。

「心《こころ》の冷《ひ》え」は
3点《てん》足裏《あしうら》アーチで消《き》える!

2019年1月27日初版第1刷

著　者　植屋浩幸《うえやひろゆき》

発行人　松崎義行
発　行　みらいパブリッシング
〒166-0003 東京都杉並区高円寺南4-26-5 YSビル3F
TEL03-5913-8611　FAX03-5913-8011
企画協力　Jディスカヴァー
編集協力　道倉重寿　鈴木洋子
ブックデザイン　堀川さゆり
本文イラスト　ハシモトジュンコ
発　売　星雲社
〒112-0005 東京都文京区水道1-3-30
TEL03-3868-3275　FAX03-3868-6588
印刷・製本　株式会社上野印刷所
落丁・乱丁本は弊社宛にお送りください。送料弊社負担でお取替えいたします。

ISBN978-4-434-25538-0 C0011